Frankenstein/Täger
Kodierleitfaden für die Kardiologie 2018

D1666806

Kodierleitfaden für die Kardiologie 2018

Inklusive der aktuellen FoKA- und MDK-Empfehlungen

von

Prof. Dr. Lutz Frankenstein
Dr. Tobias Täger

13. Auflage 2018

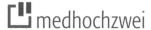 medhochzwei

Anschrift der Autoren:
Prof. Dr. med. Lutz Frankenstein
Medizinische Universitätsklinik (Krehl-Klinik)
Abt. Innere Medizin III –
Kardiologie, Angiologie und Pneumologie
Im Neuenheimer Feld 410
69120 Heidelberg
Lutz.Frankenstein@med.uni-heidelberg.de

Dr. Tobias Täger
Universitätsklinik Heidelberg,
Abt. Innere Medizin III
Kardiologie, Angiologie und Pneumologie
Im Neuenheimer Feld 410
69120 Heidelberg
tobias.taeger@med.uni-heidelberg.de

Bibliografische Informationen der Deutschen Nationalbibliothek

Die Deutsche Nationalbibliothek verzeichnet diese Publikation in der
Deutschen Nationalbibliografie; detaillierte bibliografische Daten sind im
Internet über http://dnb.d-nb.de abrufbar.

Bei der Herstellung des Werkes haben wir uns zukunftsbewusst für um-
weltverträgliche und wiederverwertbare Materialien entschieden.
Der Inhalt ist auf elementar chlorfreiem Papier gedruckt.

ISBN 978-3-86216-379-3

Satz: Reemers Publishing Services GmbH, Krefeld
Umschlaggestaltung: Wächter Kommunikationsdesign, St. Martin
Titelbild: Florian Augustin/Shutterstock.com
Druck: M. P. Media-Print Informationstechnologie GmbH, Paderborn

Vorwort

Die differenzierte Betrachtung von Sach- und Personalkosten bei der Erstellung der DRG-Matrix wird auch 2018 beibehalten. Plangemäß wird der Skalierungsanteil auf 60 % erhöht (der sogenannte Berech60). Ansonsten ist die Gesamtzahl der DRG um 37 gestiegen, die der kardiologischen DRG im Wesentlichen konstant. Auch die Zwangsrekrutierung von Häusern in die Kalkulationsstichprobe unter der Überschrift „Verbesserung der Repräsentativität" wird im Jahr 2018 fortgesetzt werden – die Auswirkungen auf das DRG-System sind derzeit noch moderat. Für das Jahr 2018 wurden u. a. die Implantatekosten der F98 überprüft hinsichtlich versteckter Rabatte und Nachlässe. Ein interessantes Nebenergebnis war sicherlich das Ausmaß an unterschiedlichen Einkaufspreisen über die Republik verteilt. Insgesamt wurden die Sachkosten um 6,99 % abgesenkt, die Personalkosten und die Infrastrukturkosten um 1,86 % angehoben

Für das Jahr 2018 wird die detailliertere Abbildung aufwändiger Pflege noch weiter vertieft. Während einiges bereits implizit gelöst war (z. B. über CCL-Matrix oder SAPS) oder über den PKMS explizit erfasst wurde, sind für 2018 zwei neue Zusatzentgelte (7F162 und ZE163) geschaffen worden, um Pflegeaufwand bei pflegeaufwändigen Patienten zu vergüten. Die zweite große Baustelle war für 2018 sicherlich die Umgestaltung im Bereich der Beatmungs-DRG und vor allem auch die Verschärfung der Anforderungen für den „teureren" der beiden Intensiv-Scores.

Die Veränderungen bezüglich ICD-10 und OPS sind gering und beschränken sich im Wesentlichen auf eine Abbildung des technischen Fortschritts. Die einzige Ausnahme ist hier die Ablation – der komplette OPS-Bereich wurde vollständig überarbeitet und restrukturiert.

Dieser Kodierleitfaden wird erstmals ohne seinen Gründer - Jannis Radeleff – herausgegeben. So wie wir alle immer die Kinder unserer Eltern bleiben – egal wie alt wir sind – so wird dieser Kodierleitfaden immer mit seinem Namen verbunden bleiben.

Wir bedauern sein Ausscheiden und werden alles tun, um uns der Aufgabe würdig zu erweisen. Nehmen Sie wie üblich gerne Kontakt mit den Autoren auf: Nur durch Ihr Feedback lebt dieser Kodierleitfaden und richtet sich an praktische Anwender im Krankenhaus. Ein Dank voran an alle Leser für Ihre Kommentare und Hinweise.

Heidelberg und Frankfurt, Januar 2018   Lutz Frankenstein und
Tobias Täger

Benutzungshinweise:

Verweise auf die Deutschen Kodierrichtlinien (DKR) sowie die FoKA- oder MDK-Empfehlungen sind jeweils in eckigen Klammern angegeben, z. B. [DKR 0902].

Die Empfehlungen des Fachausschusses für ordnungsgemäße Kodierung und Abrechnung (FoKA) der DGfM (Stand Oktober 2017) finden sie auf folgender Webseite: http://foka.medizincontroller.de

Als Grundlage für die MDK-Kodierempfehlungen wurden die SEG4-Empfehlungen bis zum 16.10.2017 benutzt, welche unter http://www.mdk.de/1534.htm einsehbar sind.

Die aktuellsten DKR sowie den Fallpauschalen-Katalog finden Sie immer auf den Webseiten der Selbstverwaltung bzw. des InEKs: www.g-drg.de.

Inhaltsverzeichnis

Abkürzungsverzeichnis

a. n. k	anderenorts nicht klassifiziert
AOP	Ambulantes Operieren
AP	Angina pectoris
CM	Casemix
CMI	Casemix Index
DGfM	Deutsche Gesellschaft für Medizin-controlling e. V.
DKR	Deutsche Kodierrichtlinie
DRG	Diagnosis Related Group
FoKA	Fachausschuss für ordnungsgemäße Kodierung und Abrechnung der Deutschen Gesellschaft für Medizincontrolling e. V.
G-AEP	German appropiateness evaluationprotocol
G-DRG	German diagnosis related group
GP2b/3a	Glykoprotein IIb/IIIa
HD	Hauptdiagnose
HTX	Herztransplantation
iAP	instabile Angina pectoris
ICD-10	Internationale Klassifikation der Krankheiten, 10. Revision
InEK	Institut für das Entgeltsystem im Krankenhaus
KHEntgG	Krankenhausentgelt-Gesetz
KHK	koronare Herzkrankheit
MDK	Medizinischer Dienst der Krankenversicherung
Morbi-	morbiditätsorientiert
mVWD	mittlere Verweildauer
n. n. b./ n. n. bez.	nicht näher bezeichnet
ND	Nebendiagnose
NUB	Neue Untersuchungs- und Behandlungs-methode
NYHA	New York Heart Association
oGV(W)D	obere Grenzverweildauer
o. n. A.	ohne nähere Angaben

OPS	Operationen- und Prozedurenschlüssel
RG	Relativgewicht
RSA	Risikostrukturausgleich
uGV(W)D	untere Grenzverweildauer
V. a.	Verdacht auf
VWD	Verweildauer (= Liegedauer abzüglich Entlass- oder Verlegungstag)
ZE	Zusatzentgelt
Z. n.	Zustand nach

1 Einführung

Keine Diagnose ohne Mehraufwand, keine Prozedur ohne Durchführung!

Folgt man diesem Satz, umschifft man schon die gröbsten Fehler der Verschlüsselung. Das DRG-System ersetzt weder die medizinische Befundung (auch wenn Arztbriefe scheinbar kaum noch ohne ICD-Kodes auskommen), noch wurde der ICD-Katalog zu Abrechnungszwecken entworfen. Aber mit gesundem Menschenverstand und dem Wissen, dass eine DRG-Verschlüsselung nicht als medizinische Dokumentation gedacht ist, gelingt das Auswählen der korrekten Diagnosen und Prozeduren in den meisten Fällen ohne Probleme.

1.1 Hauptdiagnose

Die Hauptdiagnose ist einfach zu beschreiben: der Grund, wieso der Patient ganz am Anfang stationär aufgenommen wurde (u. U. nicht, warum er primär in die Klinik kam). Dies ist retrospektiv zu bewerten, da dann z. B. ein Myokardinfarkt auch als ursächliche Erkrankung eines Brustschmerzes diagnostiziert wurde. Alle Diagnosen, die neu in der Klinik auftreten, können daher laut dieser Definition keine Hauptdiagnosen sein, auch wenn ihr medizinischer und ökonomischer Aufwand als Nebendiagnose nicht korrekt abgebildet wird, wie z. B. der auf der Station auftretende Vorderwandinfarkt eines Patienten in einer Hautklinik. Abteilungsgrenzen müssen in der Fallsicht überwunden werden, denn das DRG-System berücksichtigt nur komplette Krankenhausfälle und keine internen Verlegungen. Auch wird es immer vorkommen, dass eine ermittelte DRG die entstandenen Kosten nicht abdecken kann. Dadurch dass die DRGs Durchschnittswerte von Mischkalkulationen sind, kann im Einzelfall eine ungünstige Konstellation auftreten.

1.2 Nebendiagnose

Sämtliche weiteren Erkrankungen des Patienten während seines Aufenthaltes, die in irgendeiner Weise einen dokumentierten Aufwand erzeugt haben, dürfen als Nebendiagnosen verschlüsselt werden. Abnorme diagnostische Befunde (Labor, Röntgen, Pathologie) können jedoch nur kodiert werden, wenn sie entweder eine Therapie mit sich ziehen oder eine weiterführende Diagnostik veranlassen, dazu gehört aber nicht die alleinige Kontrolle des abnormen Befundes [DKR D003, MDK 13, FoKA So-003].

Bezieht sich ein dokumentierter Aufwand auf mehrere Nebendiagnosen, so kann trotzdem jede einzelne verschlüsselt werden. Das ist seit 2013 explizit in der DKR D003 geregelt. [MDK 26, FoKA So-005].

1.3 Symptome

Symptome, insbesondere Diagnosen des Kapitels 18 „Symptome und abnorme klinische und Laborbefunde, die anderenorts nicht klassifiziert sind", können nur dann als Hauptdiagnose kodiert werden, wenn die zugrunde liegende Krankheit zum Zeitpunkt der Aufnahme zwar bekannt ist, jedoch nur das Symptom behandelt wird. Die Erkrankung wird in diesem Fall zusätzlich noch als Nebendiagnose verschlüsselt [D002]. Die die Kodierung von Symptomen als Nebendiagnose ist immer dann statthaft, wenn die nötigen Kriterien erfüllt sind [D003].

1.4   Beispielfälle Symptome

Grund der Aufnahme	Haupt-diagnose	Neben-diagnose	Prozedur	DRG
Aszitespunktion bei Rechtsherzinsuffizienz	R18	I50.0-	8-153	Z65Z
Vorderwandinfarkt mit kardiogenem Schock	I21.0	R57.0		F60-
Pathologisches EKG ohne Beschwerden	R94.3			F75-

ICD:

R18	Aszites
I50.0-	Rechtsherzinsuffizienz
I21.0	Akuter transmuraler Myokardinfarkt der Vorderwand
R57.0	kardiogener Schock
R94.3	Abnorme Ergebnisse von kardiovaskulären Funktions-prüfungen (z. B. EKG)

OPS:

8-153	Therapeutische perkutane Punktion der Bauchhöhle

DRG:

Z65Z	Beschwerden, Symptome, andere Anomalien und Nachbehandlung
F60-	Akuter Myokardinfarkt ohne invasive kardiologische Diagnostik
F75-	Andere Krankheiten des Kreislaufsystems

1.5 Prozedur

Jede durchgeführte Prozedur wird kodiert, wenn sie mittels OPS-Ziffer abgebildet werden kann [DKR P001]. Lediglich Prozeduren, die standardmäßig ein Teil einer Operation sind, werden nicht zusätzlich kodiert, sondern nur der Eingriff als ganzer. So wird eine diagnostische Pleurapunktion bei Durchführung und Kodierung einer therapeutischen Pleurapunktion nicht zusätzlich mit angegeben, da eine therapeutische Punktion auch standardmäßig die diagnostische beinhaltet.

Kapitel 27 listet kardiologische Prozeduren auf, die nur einmal pro stationärem Aufenthalt verwendet werden dürfen.

2   Chronisch ischämische Herzkrankheit

Die KHK (I25.1-) sollte nur ohne Symptome als Hauptdiagnose verschlüsselt werden. Liegen andere aktuelle Ausprägungen der Herzkrankheit vor, die eine stationäre Aufnahme begründen – z. B. eine Linksherzinsuffizienz (I50.1-) oder Angina pectoris (I20.-) –, so sind diese immer der KHK vorzuziehen.

Dagegen ist die KHK als Nebendiagnose bei nahezu jedem KHK-Patienten gerechtfertigt, so lange ein Mehraufwand dokumentiert ist (z. B. durch medikamentöse Therapie oder eine invasive Diagnostik).

2.1   KHK der natürlichen Koronarien

Kodes, die die Anzahl der betroffenen Koronarien angeben, können gleichzeitig mit dem spezifischen Kode für eine Hauptstammstenose gebraucht werden. Die genaue Reihenfolge ist dabei unerheblich. Gemäß DKR D002 kann der Arzt selber entscheiden, welche Diagnose er als Hauptdiagnose wählt, ein Unterschied bei der DRG-Gruppierung ergibt sich dadurch nicht.

Bei der präoperativen Koronarangiographie eines Risikopatienten (auch vor nicht-kardiologischen OP) ist die KHK ebenfalls die HD – vorausgesetzt, man findet mindestens eine Koronarsklerose (I25.10) [MDK 314]. Das folgt aus der DKR zur „Verdachtsdiagnose" – denn wegen dieses Verdachts erfolgt ja die Koro.

ICD:

I25.10	Atherosklerotische Herzkrankheit, ohne hämodynamisch wirksame Stenosen
I25.11	Ein-Gefäßerkrankung
I25.12	Zwei-Gefäßerkrankung
I25.13	Drei-Gefäßerkrankung
I25.14	Stenose des linken Hauptstammes

2.2 Ischämische Herzkrankheit von Bypässen oder Stents

Soll nur die anamnestische Information eines Bypasses/Stents verschlüsselt werden, so wird ein Z-Kode gebraucht. Selbstverständlich muss gemäß der Nebendiagnosendefinition [DKR D003] ein Mehraufwand vorhanden sein.

Z95.1   Vorhandensein eines aortokoronaren Bypasses
Z95.5   Vorhandensein eines Implantates oder Transplantates nach koronarer Gefäßplastik

Liegt eine Erkrankung des Bypasses/Stents selbst vor, so wird das zusätzlich zur KHK (I25.11 bis I25.13) kodiert. Die Z95.1 bzw. Z95.5 wird in diesem Fall nicht mehr angegeben.

I25.15   Atherosklerotische Herzkrankheit mit stenosierten Bypass-Gefäßen
I25.16   Stenose eines Stents

Thrombosen und nicht-atherosklerotische Stenosen werden mit dem Komplikations-Kode T82.8 beschrieben.

T82.8   Sonstige näher bezeichnete Komplikationen durch Prothesen, Implantate oder Transplantate im Herzen und in den Gefäßen

Wird ein Patient nach einer Bypass-Operation direkt in ein anderes Haus zur Weiterbehandlung verlegt, so bleibt auch im anderen Krankenhaus die ursprüngliche KHK die Hauptdiagnose des Patienten, ergänzt um den Kode des Bypasses [MDK 22, FoKA I-004].

2.3 Beispielfälle chronisch ischämische Herzkrankheit

Grund der Aufnahme	Haupt-diagnose	Neben-diagnose	Prozedur	DRG
1-GE KHK	I25.11			F66-
3-GE KHK mit Haupt-stammstenose	I25.13	I25.14		F66-
3-GE KHK mit Haupt-stammstenose	I25.14	I25.13		F66-
2-GE KHK mit chronisch stenosiertem Bypass-Gefäß	I25.15	I25.12		F66-
Direkte Verlegung in ein weiteres Haus zur Wei-terbehandlung direkt nach Bypass-OP, Kodie-rung des 2. Hauses.	I25.1-	Z95.1		F66-

ICD:

I25.11	Ein-Gefäß-Erkrankung
I25.12	Zwei-Gefäß-Erkrankung
I25.13	Drei-Gefäß-Erkrankung
I25.14	Stenose des linken Hauptstammes
I25.15	Mit stenosierten Bypass-Gefäßen
I25.16	Mit stenosierten Stents
I25.1-	Atherosklerotische Herzkrankheit
Z95.1	Vorhandensein eines aortokoronaren Bypasses

DRG:

F66-	Koronararteriosklerose

3   Akutes Koronarsyndrom

Bei Vorliegen eines akuten Koronarsyndroms (ACS) hängt die Kodierung von den Begleitbefunden ab. Sobald ein erhöhter Troponin-Wert vorliegt, wird das ACS als akuter Myokardinfarkt (I21.-) verschlüsselt (siehe DGK: http://leitlinien.dgk.org). Ohne erhöhten Troponin-Wert, aber bei Vorliegen eines kardiologischen Korrelates, wird die Diagnose „instabile Angina pectoris" (I20.0) verwendet.

In allen Fällen, in denen die Herkunft des Brustschmerzes nicht festgestellt werden kann, muss das Symptom (R07.-) selbst verschlüsselt werden (siehe Kap. 1.3). Als Nebendiagnose sollte dann immer die Beobachtung bei V. a. Herzinfarkt (Z03.4) verschlüsselt werden, solange kein Myokardinfarkt vorliegt. Diese Diagnose hilft auch in vielen Fällen zur Rechtfertigung einer Prüfung der primären Fehlbelegung oder G-AEP-Kriterien.

3.1   Beispielfälle akutes Koronarsyndrom

Grund der Aufnahme	Haupt-diagnose	Neben-diagnose	Prozedur	DRG
ACS, aber kein Korrelat gefunden	z. B. R07.2	Z03.4		F74Z
ACS, kardiologisches Korrelat gefunden, aber negatives cardiales Troponin T	I20.0	I25.1-, Z03.4		F72-
ACS, kardiologisches Korrelat gefunden und positives cardiales Troponin T	I21.- oder I22.-	I25.1-		F60-
Thoraxschmerzen, verursacht von einer nichtkardiologischen Ursache	z. B. M54.14	Z03.4		I68-

ICD:

R07.2	Präkordiale Schmerzen
Z03.4	Beobachtung bei Verdacht auf Herzinfarkt
I20.0	Instabile Angina pectoris
I21.-	Akuter Myokardinfarkt
I22.-	Rezidivierender Myokardinfarkt
I25.1-	Atherosklerotische Herzkrankheit
M54.14	Radikulopathie: Thorakalbereich

DRG:

F74Z	Thoraxschmerz
F72-	Angina pectoris
F60-	Akuter Myokardinfarkt ohne invasive kardiologische Diagnostik
I68-	Nicht operativ behandelte Erkrankungen und Verletzungen im Wirbelsäulenbereich

4   Brustschmerzen

Brustschmerzen dürfen nach DKR D002 nur dann unspezifisch als Symptom verschlüsselt werden, wenn die zugrunde liegende Erkrankung nicht diagnostiziert werden konnte (Kap. 1.3). Sobald eine definitive Ursache der Schmerzen erkannt wurde, ist nur noch diese als Hauptdiagnose zu verwenden, der Kode für die Brustschmerzen entfällt [MDK 47, MDK 65, FoKA I-006, FoKA I-007, DKR D002].

Bei notfallmäßiger Aufnahme mit Brustschmerzen sollte zusätzlich immer die Kodierung des nicht schweregradrelevanten Z-Kodes Z03.4 *Beobachtung bei Verdacht auf Herzinfarkt* erfolgen.

ICD:

R07.1	Brustschmerzen bei der Atmung, schmerzhafte Atmung
R07.2	Präkordiale Schmerzen
R07.3	Sonstige Brustschmerzen, Schmerzen in der vorderen Brustwand o. n. A.
R07.4	Brustschmerzen, nicht näher bezeichnet
Z03.4	Beobachtung bei Verdacht auf Herzinfarkt

5   Angina pectoris

Ergibt die Untersuchung nach Aufnahme wegen ACS ein kardiologisches Korrelat, so ist die Diagnose instabile Angina pectoris (iAP, I20.0) zu verwenden. Eine KHK (I25.1-) wird in diesem Fall immer nur als Nebendiagnose verschlüsselt und darf nie vor der iAP stehen [MDK 4/47/65/158/172, FoKA I-006, I-007].

Bei notfallmäßiger Aufnahme mit iAP sollte – ebenso wie bei den unspezifischen Brustschmerzen – zusätzlich immer die Kodierung des Z-Kodes Z03.4 *Beobachtung bei Verdacht auf Herzinfarkt* erfolgen.
Auch die stabile oder andere Formen der Angina pectoris stehen immer vor der KHK und werden bei ihrem Vorliegen stets als Hauptdiagnose verschlüsselt.

Eine Schweregrad-Einteilung nach der Klassifikation der Canadian Cardiovascular Society (CCS) ist mittels ICD-10 leider nicht möglich.

ICD:

I20.0	instabile Angina pectoris (iAP)
I20.0	iAP mit abnehmender Belastungstoleranz
I20.0	Angina de novo (erstmalig auftretend), „New-Onset-Angina"
I20.0	Crescendo-Angina
I20.0	Intermediäres Koronarsyndrom (Graybiel-Syndrom)
I20.0	Drohender Infarkt (Impending infarction)
I20.0	Präinfarkt-Syndrom
I20.1	Angina pectoris mit Koronarspasmus (angiospastisch, spasmusinduziert, „Variant"-Angina)
I20.1	Prinzmetal-Angina pectoris
I20.8	stabile Angina pectoris
I20.8	Belastungsangina
I20.8	Koronares Slow-Flow-Syndrom
I20.8	Sonstige Formen der Angina pectoris
Z03.4	Beobachtung bei Verdacht auf Herzinfarkt

6 Akuter Myokardinfarkt

Per definitionem liegt ein akuter Myokardinfarkt nur vor, wenn mindestens zwei von drei Kriterien gegeben sind:

1. Schmerzereignis oder Äquivalent
   (z. B. Dyspnoe bei Diabetes),

2. typische EKG-Veränderungen,

3. typische Enzymveränderungen.

Troponin ist dabei eines der sensitivsten Enzyme für eine Myokardischämie. Ein akuter Myokardinfarkt (I21.-) kann gemäß DKR 0901 als Hauptdiagnose sogar bis 28 Tage nach dem Schmerzereignis verschlüsselt werden, falls der Patient aus diesem Grund stationär aufgenommen wird. Dies trifft sowohl für den primären Aufenthalt als auch auf alle darauf folgende Aufenthalte im gleichen oder anderen Krankenhäuser zu. Eine klinische Unterteilung in akuten und subakuten Myokardinfarkt findet im DRG-System nicht statt. Der Nicht-ST-Elevations-Myokardinfarkt (NSTEMI) wird speziell als I21.4 verschlüsselt, während die restlichen Kodes den Hebungsinfarkt (STEMI) gemäß seiner Lokalisation (I21.0–I21.2) beschreiben [DKR 0901].

ICD:

I21.0	Akuter transmuraler Myokardinfarkt (STEMI) der Vorderwand
I21.1	Akuter transmuraler Myokardinfarkt (STEMI) der Hinterwand
I21.2	Akuter transmuraler Myokardinfarkt (STEMI) an sonstigen Lokalisationen
I21.4	Akuter subendokardialer Myokardinfarkt
I21.4	NSTEMI

6.1 Myokardinfarkt während eines Aufenthaltes

Entwickelt sich ein akuter Myokardinfarkt während eines stationären Aufenthaltes, nachdem der Patient mit instabiler Angina pectoris aufgenommen wurde, so ist gemäß DKR 0901 nur der Myokardinfarkt als Hauptdiagnose zu verschlüsseln. Die instabile Angina pectoris (I20.0) wird in diesem Fall nicht mehr verschlüsselt [DKR 0901]. Das ist auch medizinisch sinnvoll, denn die Angina ist Teil der Definition Infarkt.

Handelt es sich bei dem Myokardinfarkt jedoch um eine Komplikation – z. B. nach Katheterintervention als elektiver Eingriff oder bei bis dahin „nur" instabiler Angina – so wird er als weitere Nebendiagnose betrachtet. Ohne die Komplikation wäre es nicht zum Myokardinfarkt gekommen, die Kodierrichtlinie ist also in diesem Fall nicht anzuwenden.

6.2 Komplikationen eines Myokardinfarktes

Die häufigsten Komplikationen eines Myokardinfarktes sind in einer eigenen Untergruppe zusammengefasst und sollten in jedem Fall den Komplikationsschlüsseln aus anderen Bereichen vorgezogen werden. Auch hier gelten 28 Tage nach Schmerzereignis als erlaubter Zeitraum zur Kodierung [DKR 0901].

Man sollte sich auch nicht durch das Vorliegen eines Exklusivums abschrecken lassen. „Exklusivum" besagt eben nicht, dass ein Kode aus I23.- nicht gleichzeitig mit einem Kode aus I21.- oder I22.- gebraucht werden darf, sondern, dass diese beiden Gruppen zwei unterschiedliche Erkrankungen beschreiben, die nebeneinander verwendet werden dürfen, wenn sie gleichzeitig beim Patienten vorkommen, jeweils einen getrennten Mehraufwand erzeugen und diagnostisch voneinander abgrenzbar sind (siehe dazu auch das FAQ Nr. 1008 des DIMDI).

ICD:

I23.0 Hämoperikard als akute Komplikation nach akutem Myokardinfarkt

I23.1 Vorhofseptumdefekt als akute Komplikation nach akutem Myokardinfarkt

I23.2 Ventrikelseptumdefekt als akute Komplikation nach akutem Myokardinfarkt

I23.3 Ruptur der Herzwand ohne Hämoperikard als akute Komplikation nach akutem Myokardinfarkt (ein gleichzeitiges Hämoperikard I23.0 wird zusätzlich kodiert)

I23.4 Ruptur der Chordae tendineae als akute Komplikation nach akutem Myokardinfarkt

I23.5 Papillarmuskelruptur als akute Komplikation nach akutem Myokardinfarkt

I23.6 Thrombose des Vorhofes, des Herzohres oder der Kammer als akute Ko mplikation nach akutem Myokardinfarkt

I23.8 Sonstige akute Komplikationen nach akutem Myokardinfarkt

6.3 Lysetherapie

Die Lysetherapie des Myokardinfarktes kann entweder intrakoronar oder systemisch erfolgen. Bei der intrakoronaren Gabe muss man zusätzlich noch angeben, wie viele Koronararterien man selektiv lysiert hat. Während die systemische Lyse in der Kardiologie nicht splitrelevant ist, ist die selektive Thrombolyse Bestandteil der Tabellen „hochkomplexe Intervention" und damit u. U. splitrelevant.

OPS:

8-020.8 Systemische Thrombolyse

8-837.60 Selektive Thrombolyse, eine Koronararterie

8-837.61 Selektive Thrombolyse, mehrere Koronararterien

6.4 GP2b/3a-Antagonisten & Thrombin-Inhibitor

Obwohl diese OPS-Schlüssel auch 2018 weder gruppierungs-, noch splitrelevant sind, sollte der Medikamentengebrauch trotzdem sorgfältig dokumentiert werden. So kann eine Fallsammlung entstehen, mit deren Hilfe das InEK signifikante Mehrkosten ermitteln kann und diese vielleicht zukünftig erlösrelevant umsetzen kann. Bei einer thrombolytischen Wirkung können weiterhin die unter Kapitel 6.3 aufgelisteten Prozeduren-Kodes zur Lyse zusätzlich zur Dosisangabe verwendet werden.

Es wird die tatsächlich verabreichte Dosis verschlüsselt werden. Da die Dosierung jeweils standardisiert ist, kann man den richtigen Schlüssel leicht anhand des Wirkstoffgehalts pro Verbrauchseinheit ausrechnen. Nur wenn eine Verbrauchseinheit nicht komplett verabreicht wurde, muss man die genaue Dosierung ermitteln [DKR P005].

Zur Auswahl stehen folgende vier Wirkstoffe mit ihren Handelsnamen:

6-002.j-	Tirofiban, parenteral (AGGRASTAT®)
6-002.k-	Eptifibatid, parenteral (Integrilin®)
6-002.m-	Abciximab, parenteral (ReoPro®)
6-002.n-	Bivalirudin, parenteral (Angiox®)

Tirofiban – AGGRASTAT®

6-002.j	Tirofiban, parenteral
.j0	1,50 mg bis unter 3,00 mg
.j1	3,00 mg bis unter 6,25 mg
.j2	6,25 mg bis unter 12,50 mg
.j3	12,50 mg bis unter 18,75 mg
.j4	18,75 mg bis unter 25,00 mg
.j5	25,00 mg bis unter 31,25 mg
.j6	31,25 mg bis unter 37,50 mg
.j7	37,50 mg bis unter 50,00 mg
.j8	50,00 mg bis unter 62,50 mg
.j9	62,50 mg bis unter 75,00 mg
.ja	75,00 mg oder mehr

Eptifibatid – Integrilin®

6-002.k	Eptifibatid, parenteral
.k0	30 mg bis unter 75 mg
.k1	75 mg bis unter 150 mg
.k2	150 mg bis unter 225 mg
.k3	225 mg bis unter 300 mg
.k4	300 mg bis unter 375 mg
.k5	375 mg bis unter 450 mg
.k6	450 mg bis unter 525 mg
.k7	525 mg bis unter 600 mg
.k8	600 mg bis unter 675 mg
.k9	675 mg bis unter 750 mg
.ka	750 mg bis unter 825 mg
.kb	825 mg bis unter 900 mg
.kc	900 mg bis unter 975 mg
.kd	975 mg bis unter 1.050 mg
.ke	1.050 mg bis unter 1.125 mg
.kf	1.125 mg bis unter 1.200 mg
.kg	1.200 mg oder mehr

Abciximab – ReoPro®

6-002.m	Abciximab, parenteral
.m0	5 mg bis unter 10 mg
.m1	10 mg bis unter 15 mg
.m2	15 mg bis unter 20 mg
.m3	20 mg bis unter 25 mg
.m4	25 mg bis unter 30 mg
.m5	30 mg bis unter 35 mg
.m6	35 mg bis unter 40 mg
.m7	40 mg bis unter 45 mg
.m8	45 mg bis unter 50 mg
.m9	50 mg oder mehr

Bivalirudin – Angiox®

6-002.n	Bivalirudin, parenteral	
.n0	125 mg bis unter 250 mg	
.n1	250 mg bis unter 350 mg	
.n2	350 mg bis unter 450 mg	
.n3	450 mg bis unter 550 mg	
.n4	550 mg bis unter 650 mg	
.n5	650 mg bis unter 750 mg	
.n6	750 mg bis unter 850 mg	
.n7	850 mg oder mehr	

6.5 Postinfarkt-Angina

Bei Vorliegen einer Postinfarkt-Angina ist sie mit dem Kode für die instabile Angina pectoris (I20.0) als Nebendiagnose zusätzlich zum Myokardinfarkt zu verschlüsseln [DKR 0901].

6.6 Postinfarkt-Syndrom

Soll ein Dressler-Syndrom oder ein Postmyokardinfarkt-Syndrom dokumentiert werden, so wird der Schlüssel I24.1 verwendet.

6.7 Rezidivierender Myokardinfarkt

Ein Myokardinfarkt, der innerhalb von 28 Tagen nach einem vorherigen Infarkt auftritt, wird mittels I22.- „Rezidivierender Myokardinfarkt" verschlüsselt [DKR 0901]. Ereignet sich der zweite Myokardinfarkt während des ersten stationären Aufenthaltes, so wird er als Nebendiagnose zusätzlich zum ersten Myokardinfarkt verschlüsselt. Diesen Kode gibt es hauptsächlich deshalb, weil – wie zuvor erwähnt – der ICD-10 Kode für den akuten Myokardinfarkt bis 28 Tage nach Schmerzereignis benutzt werden kann [DKR 0901] und somit ohne die I22 unklar wäre, ob bei einem zweiten Fall innerhalb der 28 Tage noch der alte Infarkt gemeint ist, oder ein neuer.

Wird deshalb ein weiterer stationärer Aufenthalt veranlasst, wird er zur Hauptdiagnose, den ersten Myokardinfarkt kodiert man in diesem Fall nicht mehr.

ICD:

I22.0	Rezidivierender Myokardinfarkt der Vorderwand
I22.1	Rezidivierender Myokardinfarkt der Hinterwand
I22.8	Rezidivierender Myokardinfarkt an sonstigen Lokalisationen

6.8   Alter Myokardinfarkt

Handelt es sich um einen Myokardinfarkt, dessen Schmerzereignis vor mehr als 28 Tagen stattfand, so wird dieser mit einem Kode aus der Gruppe I25.2- verschlüsselt [DKR 0901]. Es handelt sich hier lediglich um eine anamnestische Diagnose, die sonst üblicherweise mit einem Z-Kode verschlüsselt würde. Gemäß der DKR D003 muss streng geprüft werden, ob überhaupt eine Beeinflussung des Patientenmanagements stattfand. Deswegen lautet die Beschreibung auch explizit: „Abgeheilter Myokardinfarkt; Zustand nach Myokardinfarkt, der durch EKG oder andere spezielle Untersuchungen diagnostiziert wurde, aber gegenwärtig symptomlos ist".

Wird ein Patient jedoch zur Behandlung eines Myokardinfarktes stationär aufgenommen, der mehr als 28 Tage zurückliegt, wird der Myokardinfarkt in diesem Fall mittels I25.8 verschlüsselt. Die Beschreibung dieses Kodes lautet explizit: „Jeder Zustand unter I21–I22 und I24.-, als chronisch bezeichnet oder mit Angabe einer Dauer von mehr als vier Wochen (mehr als 28 Tagen) nach dem Eintritt". (I21/22/24 sind (s. o.) akute bzw. rezidivierende Infarkte und deren Komplikationen.)

ICD:

I25.20	Alter Myokardinfarkt, 29 Tage bis unter 4 Monate zurückliegend
I25.21	Alter Myokardinfarkt, 4 Monate bis unter 1 Jahr zurückliegend
I25.22	Alter Myokardinfarkt, 1 Jahr und länger zurückliegend
I25.8	Sonstige Formen der chronischen ischämischen Herzkrankheit (Alter Myokardinfarkt, 29 Tage und länger zurückliegend bei Aufnahme zur Behandlung desselben)

6.9 Ausschluss Myokardinfarkt

Wurde ein Patient initial unter dem Verdacht eines akuten Myokardinfarktes aufgenommen, kann aber kein erhöhtes Troponin nachgewiesen werden, so wird als Hauptdiagnose das Symptom (z. B. der Brustschmerz, R07.-) bzw. die zugrunde liegende Krankheit/Symptomatik (iAP, I20.0) verschlüsselt. Zusätzlich wird mittels Z-Kode (Z03.4) dokumentiert, dass der Patient mit V. a. akutem Myokardinfarkt primär stationär aufgenommen wurde.

Nur in dem Fall, dass überhaupt kein Symptom vorlag und der Patient direkt mit V. a. auf einen Myokardinfarkt eingewiesen wurde, darf der Z-Kode Z03.4 auch als Hauptdiagnose verwendet werden.

6.10 Beispielfälle akuter Myokardinfarkt

Grund der Aufnahme	Haupt-diagnose	Neben-diagnose	Prozedur	DRG
Akuter Myokardin-farkt	I21.- bis 28 Tage nach Schmerz-ereignis	I25.1-		F60-
Akuter Myokardin-farkt während statio-närem Aufenthaltes bei iAP entwickelt	I21.-	I25.1-		F60-
Akuter Myokardin-farkt mit Hämope-rikard	I21.-	I23.0		F60-
Akuter Myokardin-farkt mit Postinfarkt-Angina	I21.-	I20.0, I25.1-		F60-
Zweiter Myokardin-farkt innerhalb von 28 Tagen bei glei-chem stationärem Aufenthalt	I21.-	I22.-, I25.1-		F60-
Zweiter Myokardin-farkt innerhalb von 28 Tagen bei weite-rem st. Aufenthalt	I22.-	I25.1-		F60-
Pat. wird mehr als 28 Tage nach Schmerzereignis zur Behandlung seines Myokardinfarktes aufgenommen	I25.8	I25.1-		F66-
Aufnahme mit V. a. akuten Myokardin-farkt ohne Symptome	Z03.4			F74Z

ICD:

I20.0	Instabile Angina pectoris
I21.-	Akuter Myokardinfarkt
I22.-	Rezidivierender Myokardinfarkt
I23.0	Hämoperikard als akute Komplikation nach akutem Myokardinfarkt
I25.1-	Atherosklerotische Herzkrankheit
Z03.4	Beobachtung bei Verdacht auf Herzinfarkt

DRG:

F60-	Akuter Myokardinfarkt ohne invasive kardiologische Diagnostik
F66-	Koronararteriosklerose
F74Z	Thoraxschmerz

6.11 isolierte Erhöhung der Nekrosemarker (Troponin)

Gelegentlich sind erhöhte kardiale Nekrosemarker der einzige Hinweis auf das Vorliegen einer myokardialen Schädigung. Das kann zum Beispiel ein Zufallsbefund sein, oder auch in der Folge einer Koronarintervention auftreten. Falls keine begleitenden, Ischämie-typischen EKG Veränderungen oder Angina pectoris (Äquivalente) vorliegen, verbietet sich die Verschlüsselung eines Myokardinfarktes. Stattdessen verwendet man den Schlüssel I25.6 „stumme Myokardischämie". Der Gebrauch dieses Kodes führt in keine Myokardinfarkt-DRG, sondern nur in KHK-DRGs.

7 Sonstige akute und chronische ischämische Herzkrankheiten

7.1 Sonstige akute ischämische Herzkrankheiten

Unter diesen Bereich fallen neben den in anderen Kapiteln vorgestellten Diagnosen nur noch die Koronarthrombose ohne nachfolgenden Myokardinfarkt (I24.0) sowie die Restgruppe einschließlich der Koronarinsuffizienz (I24.8). Sobald man aber einen positiven Troponinnachweis hat, liegt ein Myokardinfarkt vor, der auch als solcher verschlüsselt werden sollte. Eine Einsatzmöglichkeit für die I24.8 ergibt sich für den symptomfreien Patienten mit apparativ (z. B. Belastungs-EKG) nachgewiesener Koronarinsuffizienz in der Abgrenzung zum reinen „Symptom-Kode" R94.3 je nach Ausgang der Koronarangiographie.

ICD:
I24.0	Koronarthrombose ohne nachfolgenden Myokardinfarkt
I24.8	Koronarinsuffizienz

7.2 Sonstige chronische ischämische Herzkrankheiten

Unter den chronischen Herzkrankheiten finden sich noch das Herz-(Wand-)Aneurysma (I25.3), das Koronaraneurysma (I25.4) sowie die stumme Myokardischämie (I25.6), also erhöhte Nekrosemarker ohne Symptome und EKG-Veränderungen. Der Gebrauch dieses Kodes sollte aber mit Bedacht erfolgen, da mit diesem Kode die Grouper-Software keine Myokardinfarkt-DRG ansteuert, sondern nur KHK-DRGs.ICD:

I25.3	Herz-(Wand-)Aneurysma
I25.4	Koronararterienaneurysma
I25.6	Stumme Myokardischämie

8 Blutdruck und Blutdruck-Folgekrankheiten

Während die Verschlüsselung des essentiellen Hypertonus (I10.-) sehr einfach ist, muss man bei der hypertensiven Herzkrankheit (I11.- bis I15.-) mehrere Aspekte beachten (s. Kap. 8.2.). An fünfter Stelle wird durchgängig verschlüsselt, ob eine hypertensive Krise vorlag (I1-.-1). Bei einem Hypertonus während der Schwangerschaft, der Geburt oder des Wochenbettes sei auf entsprechende geburtshilfliche Kodierleitfäden und die ICD-Kodes O10.- bis O14.- verwiesen.

8.1 Essentieller Hypertonus

Vor der Kodierung des essentiellen Hypertonus muss man nur zwei Fragen beantworten können: benigne versus maligne (I10.0- vs. I10.1-) sowie mit oder ohne Vorliegen einer hypertensiven Krise (I10.-1 vs. I10.-0), daraus ergeben sich die vier folgenden möglichen Kombinationen:

ICD:

I10.--	Essentielle (primäre) Hypertonie, Bluthochdruck, Hypertonus, Hypertonie (arteriell) (essentiell) (primär) (systemisch)
I10.00	Benigne essentielle Hypertonie, ohne Angabe einer hypertensiven Krise
I10.01	Benigne essentielle Hypertonie, mit Angabe einer hypertensiven Krise
I10.10	Maligne essentielle Hypertonie, ohne Angabe einer hypertensiven Krise
I10.11	Maligne essentielle Hypertonie, mit Angabe einer hypertensiven Krise

8.2 Hypertensive Herzkrankheit

Eine hypertensive Herzkrankheit ergibt sich aus dem Nachweis pathophysiologischer Konsequenzen des Hypertonus am Herzen. Obligat ist dabei die linksventrikuläre Hypertrophie, ergänzt durch die Angabe „ohne Herzinsuffizienz" (I11.9-) oder „mit Herzinsuffizienz" (I11.0-). Dabei ist es unerheblich, ob es sich um eine diastolische oder systolische Herzinsuffizienz handelt. Liegt eine hypertensive Herzkrankheit vor, so wird die essentielle Hypertonie (I10.--) selbst nicht zusätzlich verschlüsselt. Bei Vorliegen einer Herzinsuffizienz (I50.--) werden beide Diagnosenkodes benutzt. Wurde der Patient wegen seiner hypertensive Herzkrankheit (und nicht wegen z. B. einer hypertensiven Entgleisung, I10.-1) stationär aufgenommen, so wird bei gleichzeitig bestehender Herzinsuffizienz gemäß DKR 0904 die Herzinsuffizienz zur Hauptdiagnose und nicht die hypertensive Herzkrankheit. Durch inflationären Gebrauch dieser Kodes kam es zu einer kontinuierlichen Abwertung in der CCL-Matrix.

Daneben gibt es Schlüssel für die hypertensive Nierenkrankheit (I12.--) und die Kombination beider Erkrankungen: hypertensive Herz- und Nierenkrankheit (I13.--). Auch hier muss natürlich jedes Mal der kausale Zusammenhang gesichert sein (DKR 0905/0906). Analog zur Herzinsuffizienz bei hypertensiver Herzkrankheit ist die Niereninsuffizienz (N18.--) Hauptdiagnose bei Aufnahme wegen hypertensiver Nierenkrankheit.

An letzter Stelle wird erneut das Vorhandensein (I1-.-1) oder Fehlen (I1-.-0) einer hypertensiven Krise verschlüsselt.

ICD:

I11.0-   Hypertensive Herzkrankheit mit (kongestiver) Herzinsuffizienz

I11.9-   Hypertensive Herzkrankheit ohne (kongestive) Herzinsuffizienz

Kodes, die bei Vorliegen als Hauptdiagnose vor I11.-- und I13.-- zu benutzen sind:

I50.00	*Primäre Rechtsherzinsuffizienz*
I50.01	*Sekundäre Rechtsherzinsuffizienz*
I50.02!	*Rechtsherzinsuffizienz, NYHA Stadium I*
I50.03!	*Rechtsherzinsuffizienz, NYHA Stadium II*
I50.04!	*Rechtsherzinsuffizienz, NYHA Stadium III*
I50.05!	*Rechtsherzinsuffizienz, NYHA Stadium IV*
I50.11	*Linksherzinsuffizienz, NYHA Stadium I*
I50.12	*Linksherzinsuffizienz, NYHA Stadium II*
I50.13	*Linksherzinsuffizienz, NYHA Stadium III*
I50.14	*Linksherzinsuffizienz, NYHA Stadium IV*
I51.4	*Myokarditis, nicht näher bezeichnet*
I51.5	*Myokarddegeneration*
I51.6	*Herz-Kreislauf-Krankheit, nicht näher bezeichnet*
I51.7	*Kardiomegalie*

ICD:

I12.-	Hypertensive Nierenkrankheit, Inkl.: Arteriosklerose der Niere Arteriosklerotische Nephritis (chronisch) (interstitiell) Hypertensive Nephropathie Nephrosklerose [Nephro-Angiosklerose]
I12.0-	Hypertensive Nierenkrankheit mit Niereninsuffizienz
I12.9-	Hypertensive Nierenkrankheit ohne Niereninsuffizienz
I13.0-	Hypertensive Herz- und Nierenkrankheit mit (kongestiver) Herzinsuffizienz
I13.1-	Hypertensive Herz- und Nierenkrankheit mit Niereninsuffizienz
I13.2-	Hypertensive Herz- und Nierenkrankheit mit (kongestiver) Herzinsuffizienz und Niereninsuffizienz
I13.9-	Hypertensive Herz- und Nierenkrankheit, nicht näher bezeichnet

Im Hinblick auf die CCL-Relevanz, sollte bei der chronischen Nierenkrankheit immer das Stadium ermittelt und mit angegeben werden. ICD-Kodes, die bei Vorliegen ebenfalls als Hauptdiagnose vor I12.-- und I13.-- zu benutzen sind, sind z. B.:

N00.0	*Akutes nephritisches Syndrom, minimale glomeruläre Läsion*
N00.1	*Akutes nephritisches Syndrom, fokale und segmentale glomeruläre Läsionen*
N00.2	*Akutes nephritisches Syndrom, diffuse membranöse Glomerulonephritis*
N00.3	*Akutes nephritisches Syndrom, diffuse mesangio-proliferative Glomerulonephritis*
N00.4	*Akutes nephritisches Syndrom, diffuse endokapillär-proliferative Glomerulonephritis*
N00.5	*Akutes nephritisches Syndrom, diffuse mesangio-kapilläre Glomerulonephritis*
N00.6	*Akutes nephritisches Syndrom, Dense-deposit-Krankheit*
N00.7	*Akutes nephritisches Syndrom, Glomerulonephritis mit diffuser Halbmondbildung*
N18.1	*Chronische Nierenkrankheit, Stadium 1*
N18.2	*Chronische Nierenkrankheit, Stadium 2*
N18.3	*Chronische Nierenkrankheit, Stadium 3*
N18.4	*Chronische Nierenkrankheit, Stadium 4*
N18.5	*Chronische Nierenkrankheit, Stadium 5*
N18.9	*Chronische Nierenkrankheit, nicht näher bezeichnet*
N19	*Nicht näher bezeichnete Niereninsuffizienz*
N26	*Schrumpfniere, nicht näher bezeichnet*

8.3   Sekundäre Hypertonie

Von der essentiellen Hypertonie und der hypertensiven Herz- und Nierenkrankheit abzugrenzen ist die sekundäre Hypertonie, z. B. in Folge einer endokrinen Erkrankung oder als renale Hypertonie.

An letzter Stelle wird wieder das Vorhandensein (I15.-1) oder Fehlen (I15.-0) einer hypertensiven Krise verschlüsselt.

ICD:

I15.0-	Renovaskuläre Hypertonie
I15.1-	Hypertonie als Folge von sonstigen Nierenkrankheiten, Renoparenchymatöse Hypertonie
I15.2-	Hypertonie als Folge von endokrinen Krankheiten
I15.8-	Sonstige sekundäre Hypertonie
I15.9-	Sekundäre Hypertonie, nicht näher bezeichnet
I70.1	Goldblatt-Niere (Nierenarterienstenose)

8.4   Renale (sympathische) Denervierung

Für die Verschlüsselung der katheterbasierten Sympathikus-Denervierung zur Behandlung des therapierefraktären Hypertonus gibt es folgende Möglichkeiten:

8-83c.5-	Ablation über die A. renalis:
.51↔	Ultraschallablation
.52↔	Nicht gekühlte Radiofrequenzablation
.53↔	Gekühlte Radiofrequenzablation
.5x↔	Sonstige

Es existiert eine eigene DRG – die F19D (Radiofrequenzablation über A. renalis, Alter > 17 Jahre) mit einem Relativgewicht von 1,787 und einer unteren Grenzverweildauer von einem Tag (= 1. Tag mit Abschlag). Die Erbringung wird jedoch seit Veröffentlichung der Ergebnisse der SYMPLICITY HTN-3 Studie stark diskutiert. Der Gemeinsame Bundesausschuss (G-BA) hat am 15.12.2014 die „Einleitung des Beratungsverfahrens: Antrag zur Bewertung der katheterbasierten sympathischen renalen Denervation zur Behandlung der schweren resistenten Hypertonie gem. § 135 Abs. 1 SGB V" für die ambulante Erbringung dieser Methode bekanntgegeben, dieses jedoch mit Beschluss vom 20.8.2015 wieder eingestellt. Die effektive Vergütungssituation (z. B. in Auseinandersetzung mit den Kostenträgern) dürfte damit weiterhin negativ sein.

8.5 Beispielfälle Hypertonus und hypertensive Herzkrankheit

Grund der Aufnahme	Haupt-diagnose	Neben-diagnose	Prozedur	DRG
Hypertensive Herzkrankheit mit kausalem Zusammenhang einer bestehenden Linksherzinsuffizienz	I50.1-	I11.00		F62-
Phäochromozytom mit sekundärem Hypertonus	C74.1	I15.20		K64-
2-GE KHK mit benignem essentiellen Hypertonus	I25.12	I10.00		F66-
Arteriosklerose der renalen Ateriolen mit hypertensiver Nierenkrankheit und chronischer Niereninsuffizienz, Stadium II	N18.2	I12.00		L60-
Nierenarterienstenose mit renovaskulärer Hypertonie ohne Angabe einer hypertensiven Krise	I70.1	I15.00	3-604	F65-
Renale Denervierung eines malignen essentiellen Hypertonus mittels Radiofrequenz	I10.10		8-83c.52	F19D

ICD:

I50.1-	Linksherzinsuffizienz
I11.00	Hypertensive Herzkrankheit mit (kongestiver) Herzinsuffizienz, ohne Angabe einer hypertensiven Krise
C74.1	malignes Phäochromozytom
I15.20	sekundärer Hypertonie als Folge von endokrinen Krankheiten, ohne Angabe einer hypertensiven Krise
I25.12	Zwei-Gefäßerkrankung
I10.00	Benigne essentielle Hypertonie, ohne Angabe einer hypertensiven Krise
I12.00	Hypertensive Nierenkrankheit mit Niereninsuffizienz
N18.2	chronische Niereninsuffizienz, Stadium II
I70.1	Nierenarterienstenose
I15.00	renovaskulären Hypertonie, ohne Angabe einer hypertensiven Krise
I10.10	Maligne essentielle Hypertonie, ohne Angabe einer hypertensiven Krise

OPS:

3-604	Arteriographie der Gefäße des Abdomens
8-83c.52	Ablation über die A. renalis: Nicht gekühlte Radiofrequenzablation

DRG:

F62-	Herzinsuffizienz und Schock
K64-	Endokrinopathien
F66-	Koronararteriosklerose ohne äußerst schwere CC
L60-	Niereninsuffizienz
F65-	Periphere Gefäßkrankheiten ohne komplexe Diagnose
F19D	Radiofrequenzablation über A. renalis, Alter > 17 Jahre

8.6 Pulmonale Hypertonie

Die pulmonale Hypertonie hat sich seit 2009 nicht mehr verändert:

ICD:

I27.0	primäre pulmonale Hypertonie (PPH)
I27.0	idiopathische pulmonale Hypertonie
I27.1	kyphoskoliotische Herzkrankheit
I27.20	pulmonale Hypertonie bei chronischer Thromboembolie
I27.28	sonstige sekundäre pulmonale Hypertonie
I27.9	(chronisches) Cor pulmonale o. n. A.
Q21.88	Eisenmenger-Defekt

8.7 Hypotonie

Zur Vollständigkeit sind auch noch die Schlüssel für die Hypotonie aufgelistet. Abhängig von der Ursache kommen folgende Kodes zum Gebrauch:

ICD:

I95.0	Idiopathische Hypotonie
I95.1	Orthostatische Hypotonie
G32.8	Neurogene orthostatische Hypotonie (Shy-Drager-Syndrom)
I95.2	Hypotonie durch Arzneimittel
+ Y57.9!	Komplikation durch Arzneimittel
I95.8	Chronische Hypotonie
i95.8	Hypotonie, postoperativ [MDK 455]
R57.9	Kardiovaskulärer Kollaps
R03.1	Unspezifisch niedriger Blutdruckwert o. n. A.

8.8 Beispielfälle pulmonale Hypertonie und Hypotonie

Grund der Aufnahme	Haupt-diagnose	Neben-diagnose	Prozedur	DRG
PPH mit Linksherz-insuffizienz NYHA IV	I27.0	I50.14		F75-
Synkope bei orthostati-scher Hypotonie	I95.1			F73Z

ICD:

I27.0   primäre pulmonale Hypertonie (PPH)

I50.14   Linksherzinsuffizienz, NYHA Stadium IV

I95.1   Orthostatische Hypotonie

DRG:

F75-   Andere Krankheiten des Kreislaufsystems

F73Z   Synkope und Kollaps

9 Herzinsuffizienz

Die wesentliche Herzinsuffizienz DRG – F62 – wurde auch 2018 angepasst: weiterhin gibt es nun 4 Schweregrade. In die höheren beiden groupieren Fälle mit „komplizierender Konstellation", intensivmedizinischer Komplexbehandlung und hochaufwändigen Behandlungen. Die niedrigeren beiden werden über die Verweildauer (Grenze: 1 Tag) getrennt.

9.1 Linksherzinsuffizienz

Die Linksherzinsuffizienz wird gemäß der Klassifikation der New York Heart Association (NYHA) verschlüsselt. Auftretende Organmanifestationen wie z. B. ein Pleuraerguss (J91*) werden unter Berücksichtigung der Nebendiagnosendefinition zusätzlich verschlüsselt. Seit 2007 sind nur noch die Stadien III und IV schweregraderhöhend.

Entgegen der MDK-Empfehlung 82 sollte bei Aufnahme einer dekompensierten Linksherzinsuffizienz mit Ruhedyspnoe der Kode I50.14 und nicht I50.13 benutzt werden. Korrekt (an der MDK KDE-82) ist, dass in diesem Fall die zugrunde liegende Herzerkrankung selbst – z. B. eine dilatative Kardiomyopathie (I42.0) – als Nebendiagnose kodiert wird [MDK 82].

ICD:

I50.11	Linksherzinsuffizienz NYHA Stadium I
I50.12	Linksherzinsuffizienz NYHA Stadium II
I50.13	Linksherzinsuffizienz NYHA Stadium III
I50.14	Linksherzinsuffizienz NYHA Stadium IV [MDK 438]
+ J91*	Pleuraerguss bei anderorts klassifizierten Krankheiten
I27.28	sekundäre pulmonale Hypertonie
J18.2	hypostatische Pneumonie

9.2   Rechtsherzinsuffizienz

Die Rechtsherzinsuffizienz kennt nur zwei Schlüssel, die nicht von der Stärke ihrer Ausprägung abhängen, sondern von ihrer Genese. Eine Organmanifestation wie z. B. eine Leberstauung (K76.1) wird ebenfalls bei Relevanz verschlüsselt. Seit 2017 kann man nun auch für die Rechtsherzinsuffizienz das NYHA-Stadium angeben.

ICD:

I50.00	primäre Rechtsherzinsuffizienz
I50.01	sekundäre Rechtsherzinsuffizienz
I50.02!	Rechtsherzinsuffizienz, NYHA Stadium I
I50.03!	Rechtsherzinsuffizienz, NYHA Stadium II
I50.04!	Rechtsherzinsuffizienz, NYHA Stadium III
I50.05!	Rechtsherzinsuffizienz, NYHA Stadium IV
K76.1	Chronische Stauungsleber
R18	Aszites
J91*	Pleuraerguss bei anderenorts klassifizierten Krankheiten
I31.3	Perikarderguss
R60.0	Beinödem
D73.2	Stauungsmilz
K29.6	Stauungsgastritis

9.3   Globale Herzinsuffizienz, diastolische Herzinsuffizienz

Der Kode für die globale Herzsuffizienz findet sich in den Hinweisen zur sekundären Rechtsherzinsuffizienz (I50.01). Zusätzlich zu diesem Schlüssel wird immer auch noch das Stadium der Linksherzinsuffizienz angegeben (I50.1-).

ICD:

I50.01	Globale Herzinsuffizienz +
I50.11	Linksherzinsuffizienz NYHA Stadium I

I50.12	Linksherzinsuffizienz NYHA Stadium II
I50.13	Linksherzinsuffizienz NYHA Stadium III
I50.14	Linksherzinsuffizienz NYHA Stadium IV

Die diastolische Linksherzinsuffizienz ist seit 2013 explizit als Inklusivum der I50.1* (Linksherzinsuffizienz) geführt. Konsequenterweise wird die klinische Ausprägung über die I50.11 (NYHA I) bis I50.14 (NYHA IV) verschlüsselt.

9.4 Akutes Lungenödem/Stauungspneumonie

Als Besonderheit wird das akute kardiale Lungenödem gemäß der DKR 0902 nach der zugrunde liegenden Ursache kodiert, also z. B. mit der Linksherzinsuffizienz NYHA Stadium IV (I50.14) und nicht mit dem Schlüssel für das Lungenödem (J81). Dies ergibt sich aus dessen Exklusivum. Ein begleitender Pleuraerguss (J91*) wird als *-Diagnose angehängt [DKR 0902].

Eine Stauungspneumonie wird über J18.2 *Hypostatische Pneumonie* verschlüsselt, ebenfalls kombiniert mit einem Herzinsuffizienz-Kode aber ohne J81 [MDK 21, FoKA J-002].

ICD:

| I50.14 | Linksherzinsuffizienz NYHA Stadium IV (akute kardiale Linksherzdekompensation, Linksherzversagen, akutes kardiales Lungenödem) |
| + J91* | Pleuraerguss bei anderenorts klassifizierten Krankheiten |

9.5 Beispielfälle Herzinsuffizienz

Grund der Aufnahme	Haupt-diagnose	Neben-diagnose	Prozedur	DRG
Primäre Rechtsherzinsuffizienz mit Aszites mit Punktion der Bauchhöhle	I50.00	R18	8-153	F62-
Kardiale Global-Insuffizienz mit Stauungspneumonie	I50.01	I50.1-, J18.2		F62-
Lungenödem bei akuter kardialer Dekompensation und Pleuraerguss mit Pleurapunktion	I50.14	J91*	8-152.1↔	F62-

ICD:

I50.00	Primäre Rechtsherzinsuffizienz
R18	Aszites
I50.01	Sekundäre Rechts-herzinsuffizienz
I50.1-	Linksherzinsuffizienz, NYHA Stadium
J18.2	Stauungspneumonie
I50.14	Linksherzinsuffizienz, NYHA Stadium IV
J91*	Pleuraerguss bei anderenorts klassifizierten Krankheiten

OPS:

8-153	Therapeutische Aszites-Punktion
8-152.1↔	Therapeutische Pleura-Punktion

DRG:

F62-	Herzinsuffizienz und Schock

10   Kardiomyopathie

Die Schlüssel der Kardiomyopathie finden sich – mit Ausnahme der ischämischen Kardiomyopathie (I25.5) – in den Gruppen I42.- und I43.-. Während die Kodes der Gruppe I42.- alleine stehen können und ggf. mit einem Kode für die Herzinsuffizienz ergänzt werden, handelt es sich bei den Kodes der Gruppe I43.- ausschließlich um Stern-Kodes, die einer anderenorts klassifizierten Krankheit angehängt werden müssen. Anekdotisch sei hier nur erwähnt, dass es den Begriff „ischämische Kardiomyopathie" (I25.5) in den Klassifikationen der kardiologischen Fachgesellschaften nicht gibt.

Sowohl die ESC als auch die AHA definieren die dilatative Kardiomyopathie als „linksventrikuläre Dilatation und Funktionseinschränkung OHNE abnorme Lastbedingungen (Hypertonus, Klappenfehler) oder signifikanter KHK, die die Pumpfunktionseinschränkung erklären würden".

Das bedeutet auch für die Kodierung die klare Trennung einer dilatativen Kardiomyopathie (I42.0) von der dilatativen Verlaufsform anderer Herzerkrankungen (I51.7 „Kardiomegalie") wie z. B. der hypertensiven Herzkrankheit oder der KHK.

Zusätzlich zur Kardiomyopathie kann man bei klinischer Relevanz auch immer die Herzinsuffizienz verschlüsseln. Bei Aufnahme einer dekompensierten Kardiomyopathie steht die Herzinsuffizienz im Vordergrund und zählt somit als Hauptdiagnose, die Kardiomyopathie wird in diesem Fall nur als Nebendiagnose kodiert [MDK 82].

ICD:
I25.5	ischämischen Kardiomyopathie
I42.0	dilatative Kardiomyopathie (DCM)
I42.1	hypertrophische obstruktive Kardiomyopathie (HOCM)
I42.1	hypertrophische Subaortenstenose

I42.2	hypertrophische nicht-obstruktive Kardiomyopathie (HNOCM)
I42.3	eosinophile endomyokardiale Krankheit
I42.3	Löffler-Endokarditis
I42.3	Endocarditis parietalis fibroplastica
I42.3	Endomyokardfibrose (trophisch)
I42.4	Endokardfibroelastose
I42.4	angeborene Kardiomyopathie
I42.5	sonstige restriktive Kardiomyopathie
I42.5	Obliterative Kardiomyopathie o. n. A.
I42.6	alkoholische Kardiomyopathie
I42.7 + Y57.9!	Kardiomyopathie durch Arzneimittel
I42.80	Arrhythmogene rechtsventrikuläre Kardiomyopathie (ARVCM)
I42.88	sonstige Kardiomyopathien
I42.88	Taku-Tsubo-Kardiomyopathie
A36.8 + I43.0*	Kardiomyopathie bei Diphtherie
E85.- + I43.1*	Kardiomyopathie bei Amyloidose
E63.9 + I43.2*	alimentäre Kardiomyopathie o. n. A.
M10.0 + I43.8*	Gichttophi des Herzens
E05.- + I43.8*	Thyreotoxische Herzkrankheit mit Kardiomyopathie
O90.3	Kardiomyopathie im Wochenbett
Z01.81	Abklärung einer Disposition für Kardiomyopathien

10.1 Beispielfälle Kardiomyopathie

Grund der Aufnahme	Haupt-diagnose	Neben-diagnose	Prozedur	DRG
Kardiomyopathie bei Amyloidose mit organ-begrenzter kardialer Beteiligung	E85.4	I43.1*		I66-
Kardiale Dekompensa-tion bei DCM	I50.14	I42.0		F62-
Taku-Tsubo-Kardiomyo-pathie mit Abklärung über Biopsie und Herzkatheter	I42.88		1-497.1, 1-275.2	F49-

ICD:

E85.4 Organbegrenzte Amyloidose

I43.1* Kardiomyopathie bei Stoffwechselkrankheiten

I50.14 dekompensierte Linksherzinsuffizienz (NYHA Stadium IV)

I42.0 dilatative Kardiomyopathie (DCM)

I42.88 Taku-Tsubo-Kardiomyopathie

OPS:

1-497.1 Transvenöse oder transarterielle Biopsie am Endomyokard

1-275.2 Transarterielle Linksherz-Katheteruntersuchung, Koronarangiographie, Druckmessung und Ventrikulographie im linken Ventrikel

DRG:

I66- Andere Erkrankungen des Bindegewebes

F62- Herzinsuffizienz und Schock

F49- Invasive kardiologische Diagnostik außer bei akutem Myokardinfarkt

11 Synkopen

Der Schlüssel der Synkope (R55) ist ein Symptom-Kode. Er wird nur benutzt, wenn die zugrunde liegende Ursache nicht diagnostiziert werden kann. Ansonsten ist diese Ursache die Hauptdiagnose, ohne den Kode für die Synkope selbst anzugeben [DKR D002].

ICD:

R55	Synkope und Kollaps
R55	kardiale Synkope
R55	vasovagale Synkope
R57.0	kardiogener Schock
R05	Synkope durch Husten
G90.00	Karotissinus-Syndrom
I45.9	Adams-Stokes-Anfall
I45.9	Morgagni-Adams-Stokes-Syndrom
I95.1	orthostatische Synkope
T67.1	hitzebedingte Synkope
F48.8	psychogene Synkope
G97.1	Synkope nach Lumbalpunktion

OPS:

| 1-266.2 | Kipptisch-Untersuchung zur Abklärung von Synkopen |
| 1-265.8 | Kathetergestützte elektrophysiologische Untersuchung des Herzens, bei Synkopen unklarer Genese |

11.1 Beispielfälle Synkope

Grund der Aufnahme	Haupt-diagnose	Neben-diagnose	Prozedur	DRG
Vasovagale Synkope	R55		1-266.2	F73-
Synkope unklarer Genese mit EPU	R55		1-265.8	F49-
Synkope bei orthostatischer Hypotonie	I95.1			F73-

ICD:
R55   vasovagale Synkope
I95.1   orthostatische Hypotonie

OPS:
1-266.2   Kipptisch-Untersuchung zur Abklärung von Synkopen
1-265.8   Kathetergestützte elektrophysiologische Unter-
          suchung des Herzens, bei Synkopen unklarer Genese

DRG:
F73-   Synkope und Kollaps
F49-   Invasive kardiologische Diagnostik außer bei akutem
          Myokardinfarkt

12 Herzrhythmusstörungen

Hier alle möglichen Diagnosenschlüssel für Herzrhythmusstörungen aufzulisten, würde den Rahmen eines Buches sprengen. Darum wurden bewusst nur die häufigsten Diagnosen ausgewählt. Wird z. B. bei einer Tachyarrhythmie im Verlauf die Ursache festgestellt (z. B. Hyperthyreose), so bleibt die Tachyarrhythmie weiterhin der Grund der Aufnahme und somit Hauptdiagnose [MDK 39, FoKA So-007, FoKA I-005].

12.1 Nicht näher bezeichnete Arrhythmien

Liegt noch keine definitive Diagnose einer Arrhythmie vor, wird die Erkrankung mittels R-Kodes als Symptom verschlüsselt. Soll noch angeben werden, dass das Symptom durch die Wirkung eines ordnungsgemäß indizierten und verabreichten Medikamentes auftrat, wird der Zusatzkode Y57.9! Komplikationen durch Arzneimittel oder Drogen angehängt; bei anderer Einnahme (z. B. irrtümlich) würde ein Kode der Reihe T36–T50 zusätzlich verwandt werden.

ICD:

R00.0	Tachykardie, n. n. b.
R00.0	Sinustachykardie, n. n. b.
R00.0	sinusaurikuläre Tachykardie, n. n. b.
R00.1	Bradykardie, n. n. b.
R00.1	Sinusbradykardie, n. n. b.
R00.1	vagale Bradykardie, n. n. b.
R00.1	sinusatriale Bradykardie, n. n. b.
R00.2	Palpitationen
R00.2	Herzklopfen
+ Y57.9!	Komplikationen durch Arzneimittel oder Drogen

12.2 Vorhofflimmern und Vorhofflattern

2013 wurde das Kapitel des Vorhofflimmern bzw. -flattern komplett überarbeitet, so dass hier zahlreiche neue Kodes zu beachten sind. Seit 2008 weisen nur noch Vorhofflatter-Kodes einen CC-Wert auf, nicht jedoch Vorhofflimmer-Kodes. Bei Tachyarrhythmia absoluta ist die gleichzeitige Kodierung des Vorhofflimmerns (z. B. I48.1) mit einer paroxymalen Tachykardie (I47.1) nicht notwendig und nicht korrekt [MDK 338].

ICD:

I48.-	Vorhofflimmern und Vorhofflattern
I48.0	Vorhofflimmern, paroxysmal
I48.1	Vorhofflimmern, persistierend
I48.2	Vorhofflimmern, permanent
I48.3	Vorhofflattern, typisch, Typ I
I48.4	Vorhofflattern, atypisch, Typ II
I48.9	Vorhofflimmern und Vorhofflattern, n. n. b.

12.3 Paroxysmale Tachykardie

Unter die paroxysmale Tachykardie fallen vor allem die VTs (I47.2) und SVTs (I47.1). Als einzige Besonderheit ist zu erwähnen, dass das Bouveret-(Hoffmann-)Syndrom (aurikuläre paroxysmale Tachykardie) mit dem unspezifischen I47.9 Kode zu verschlüsseln ist.

ICD:

I47.0	Ventrikuläre Arrhythmie durch Re-entry
I47.1	Supraventrikuläre Tachykardie
I47.1	paroxysmale atrioventrikuläre [AV-]-Tachykardie
I47.1	paroxysmale AV-junktionale-Tachykardie
I47.1	paroxysmale Knoten-Tachykardie
I47.1	paroxysmale Vorhof-Tachykardie [MDK 338]
I47.2	Ventrikuläre Tachykardie
I47.9	Bouveret-(Hoffmann-)Syndrom

12.4 Herzblöcke

AV-, sowie Hemi- und Faszikel-Blöcke sind in den beiden Gruppen I44.- und I45.- gesammelt. Hier darf man sich nicht an der häufigen Nennung von „o. n. A." und „n. n. b." stören, sondern den jeweils spezifischsten vorliegenden Kode auswählen:

ICD:

I44.0	Atrioventrikulärer Block 1. Grades
I44.1	Atrioventrikulärer Block 2. Grades (Typ I und Typ II)
I44.1	AV-Block Mobitz (Typ I und II)
I44.2	AV-Block Wenckebach-Periodik
I44.2	Atrioventrikulärer Block 3. Grades
I44.2	Kompletter atrioventrikulärer Block
I44.4	Linksanteriorer Faszikelblock
I44.4	Linksanteriorer Hemiblock
I44.5	Linksposteriorer Faszikelblock
I44.5	Linksposteriorer Hemiblock
I44.6	Linksseitiger Hemiblock o. n. A.
I44.7	Linksschenkelblock, n. n. b.
I45.0	Rechtsfaszikulärer Block
I45.1	Rechtsschenkelblock o. n. A.
I45.2	Bifaszikulärer Block
I45.3	Trifaszikulärer Block
I45.4	Schenkelblock o. n. A.
I45.5	Sinuatrialer Block
I45.5	Sinuaurikulärer Block

12.5 Sonstige Erregungsleitungsstörungen und Arrhythmien

Abschließend sind noch weitere Diagnosekodes für Leitungs-
störungen und Arrhythmien aufgelistet:

ICD:

I45.6	Präexzitations-Syndrom
I45.6	Anomale atrio-ventrikuläre Erregungsausbreitung
I45.6	beschleunigte atrio-ventrikuläre Erregungsleitung
I45.6	akzessorische atrio-ventrikuläre Erregungsleitung
I45.6	vorzeitige atrio-ventrikuläre Erregungsleitung
I45.6	Lown-Ganong-Levine-Syndrom
I45.6	Wolff-Parkinson-White-Syndrom
I45.8	Atrioventrikuläre [AV-]Dissoziation
I45.8	Interferenzdissoziation
I45.9	Adams-Stokes-Anfall
I45.9	Morgagni-Adams-Stokes-Syndrom
I49.0	Kammerflattern und Kammerflimmern
I49.1	Vorhofextrasystolie
I49.1	Vorhofextrasystolen
I49.2	AV-junktionale Extrasystolie
I49.3	Ventrikuläre Extrasystolie
I49.4	Sonstige und nicht näher bezeichnete Extrasystolie
I49.4	Ektopische Systolen
I49.4	supraventrikuläre Extrasystolen
I49.4	Extrasystolische Arrhythmien
I49.5	Sick-Sinus-Syndrom
I49.5	Tachykardie-Bradykardie-Syndrom
I49.5	Sinusknoten-Syndrom
I49.8	Brugada-Syndrom
I49.8	Long-QT-Syndrom
I49.8	Ektoper Rhythmus
I49.8	Knotenrhythmus
I49.8	Koronarsinusrhythmus

12.6 Beispielfälle Herzrhythmusstörungen

Grund der Aufnahme	Haupt-diagnose	Neben-diagnose	Prozedur	DRG
Patient mit Bradykardie durch β-Blocker	R00.1	Y57.9!		F71-
Patient mit paroxysma-lem Vorhofflimmern	I48.0			F71-
Patient mit VTs	I47.2			F70-
Patient mit einem Mobitz-Block Typ II	I44.1			F70-
Patient mit WPW-Syndrom	I45.6			F71-

ICD:

R00.1	Bradykardie, nicht näher bezeichnet
Y57.9!	Komplikationen durch Arzneimittel oder Drogen
I48.0	Vorhofflimmern, paroxysmal
I47.2	Ventrikuläre Tachykardie
I44.1	Atrioventrikulärer [AV-] Block 2. Grades
I45.6	Präexzitations-Syndrom

DRG:

F71-	Nicht schwere kardiale Arrhythmie und Erregungslei-tungsstörungen
F70-	Schwere Arrhythmie und Herzstillstand

13   Herzklappenerkrankungen

Die Kodierung der Klappenerkrankungen kann sehr verwirrend
sein, da es keine einfache systematische Ordnung der ICD-
Schlüssel gibt. Wichtig für den ICD-Schlüssel ist immer die Ursache der Klappenerkrankung: rheumatisch oder nicht-rheumatisch
bzw. n. n. b. Prinzipiell kommen rheumatische Klappenerkrankungen in die I05.- bis I09.- und explizit nicht-rheumatische
in die Gruppen I34.- bis I37.-. Die Klappenerkrankungen „ohne
näher bezeichneter Ursache" kodieren abwechselnd in die eine
oder andere Gruppe. Das liegt daran, dass im medizinischen
Sprachgebrauch die jeweils häufigste Ätiologie implizit gemeint
ist, ohne benannt zu werden (z. B. „rheumatisch" für die Mit-
ralstenose, aber „nicht-rheumatisch" für die Mitralinsuffizienz.
Hier hilft nur, bei Bedarf den jeweiligen Kode nachzuschlagen,
da man sich Systematik und Ausnahme schlecht merken kann.

Wird ein Patient nach einer Herzklappen-Operation direkt in ein
anderes Haus zur Weiterbehandlung verlegt, so bleibt – analog
zur Bypassoperation – die ursprüngliche Klappenerkrankung
die Hauptdiagnose des Patienten, ergänzt um den Kode Z95.2 –
Z95.4 (Z. n. Klappen-Operation).

13.1 Nicht-rheumatische Herzklappenerkrankung

Die Gruppen I34.- bis I37- kodieren explizit die nicht-rheumati-
schen Ursachen, die der Mitralklappeninsuffizienz (I34.0) sowie
alle Aortenklappenkodes (auch die n. n. b.).

ICD:

I34.0	Mitralklappeninsuffizienz
I34.0	Mitralklappenregurgitation
I34.1	Mitralklappenprolaps
I34.1	Floppy-Valve-Syndrom
I34.2	Nichtrheumatische Mitralklappenstenose

I34.80	Nichtrheumatische Mitralklappenstenose mit Mitralklappeninsuffizienz
I35.0	Aortenklappenstenose
I35.1	Aortenklappeninsuffizienz
I35.1	Aortenklappenregurgitation
I35.2	Aortenklappenstenose mit Insuffizienz
I36.0	Nichtrheumatische Trikuspidalklappenstenose
I36.1	Nichtrheumatische Trikuspidalklappeninsuffizienz
I36.1	Nichtrheumatische Trikuspidalklappenregurgitation
I36.2	Nichtrheumatische Trikuspidalklappenstenose mit Insuffizienz
I37.0	Pulmonalklappenstenose
I37.1	Pulmonalklappeninsuffizienz
I3.1	Pulmonalklappenregurgitation
I37.2	Pulmonalklappenstenose mit Insuffizienz

13.2 Rheumatische Herzklappenerkrankung

Aus Kodiersicht fallen in diese Gruppe sowohl die nachgewiesen rheumatischen Klappenerkrankungen, als auch für die verbliebenen Klappen die Erkrankungen, bei denen eine nicht-rheumatische Ursache nicht bestätigt wurde, d. h. wenn die Ursache nicht näher bezeichnet werden kann. Ausnahmen von dieser Regel sind die Kodes I05.1, I09.8 sowie alle I06.- Kodes, die nur kodiert werden dürfen, wenn eine rheumatische Ursache vorliegt.

ICD:

I05.0	Mitralklappenstenose
I05.0	Mitralklappenobstruktion (rheumatisch)
I05.1	Rheumatische Mitralklappeninsuffizienz
I05.2	Mitralklappenstenose mit Insuffizienz
I05.2	Mitralstenose mit Insuffizienz oder Regurgitation
I06.0	Rheumatische Aortenklappenstenose
I06.0	Rheumatische Aortenklappenobstruktion
I06.1	Rheumatische Aortenklappeninsuffizienz
I06.2	Rheumatische Aortenklappenstenose mit Insuffizienz
I06.2	Rheumatische Aortenklappenstenose mit Insuffizienz oder Regurgitation
I07.0	Trikuspidalklappenstenose
I07.0	Trikuspidalklappenstenose (rheumatisch)
I07.1	Trikuspidalklappeninsuffizienz
I07.1	Trikuspidalklappeninsuffizienz (rheumatisch)
I07.2	Trikuspidalklappenstenose mit Insuffizienz
I09.8	Rheumatische Krankheit der Pulmonalklappe

13.3 Angeborene Herzklappenerkrankung

Bei den angeborenen Herzklappenerkrankungen zeigt sich hingegen eine andere Reihenfolge der Klappen, sowie deren spezieller angeborener Erkrankung:

ICD:

Q22.0	Pulmonalklappenatresie
Q22.1	Angeborene Pulmonalklappenstenose
Q22.2	Angeborene Pulmonalklappeninsuffizienz
Q22.2	Regurgitation bei angeborener Pulmonalklappen-insuffizienz
Q22.4	Angeborene Trikuspidalklappenstenose
Q22.4	Trikuspidalatresie
Q22.5	Ebstein-Anomalie
Q22.6	Hypoplastisches Rechtsherzsyndrom
Q23.0	Angeborene Aortenklappenstenose
Q23.0	Angeborene Aortenatresie
Q23.0	Angeborene Aortenstenose
Q24.4	Angeborene subvalvuläre Aortenstenose
Q23.1	Angeborene Aortenklappeninsuffizienz
Q23.1	Angeborene Aorteninsuffizienz
Q23.1	Bikuspidale Aortenklappe
Q23.2	Angeborene Mitralklappenstenose
Q23.2	Angeborene Mitralatresie
Q23.3	Angeborene Mitralklappeninsuffizienz
Q23.4	Hypoplastisches Linksherzsyndrom

13.4 Multiple Herzklappenerkrankung

Liegen multiple Herzklappenerkrankungen gleichzeitig vor, die alle die Definition der Haupt- oder Nebendiagnose erfüllen, sollte darauf verzichtet werden, einen Kombinationskode aus der Gruppe I08.- zu verwenden. Die DKR D010 besagt, dass Kombinationskodes nur dann zu verwenden sind, wenn der Kode die diagnostische Information vollständig wiedergibt. Bei Verwendung der I08.- Kodes geht jedoch die Information der Art der Erkrankung verloren, so dass dieser Kode gemäß DKR nicht verwendet werden darf. 2006 wurde ein Exklusivum für die I08.- aufgenommen, das multiple nicht-rheumatische Klappenerkrankungen in der I08.- generell ausschließt.

13.5 Zustand nach Herzklappenersatz

Drei Kodes stehen zur Verfügung zur Verschlüsselung des Vorhandenseins eines Herzklappenersatzes:

ICD:

Z95.2	Vorhandensein einer künstlichen Herzklappe
Z95.2	Vorhandensein einer alloplastischen Herzklappe
Z95.3	Vorhandensein einer xenogenen Herzklappe
Z95.3	Vorhandensein einer Bioprothesen-Herzklappe
Z95.3	Vorhandensein einer transfemoralen/transapikalen Herzklappe
Z95.4	Vorhandensein eines anderen Herzklappenersatzes
Z95.4	Vorhandensein eines humanen Herzklappenersatzes
Z95.4	Vorhandensein eines Homograft-Herzklappenersatzes
Z95.4	Vorhandensein eines autogenen Herzklappenersatzes

13.6 Beispielfälle Herzklappenerkrankungen

Grund der Aufnahme	Haupt-diagnose	Neben-diagnose	Prozedur	DRG
Patient mit rheumatischer Pulmonalklappeninsuffizienz	I09.8			F75-
Patient mit Mitralstenose, unbekannt ob rheumatische oder nicht-rheumatische Ursache	I05.0			F69-
Patient mit Mitralklappeninsuffizienz und Aortenklappenstenose	I34.0 oder I35.0	+I35.0 oder +I34.0		F69-

ICD:

I09.8	Sonstige näher bezeichnete rheumatische Herz-krankheiten
I05.0	Mitralklappenstenose
I34.0	Mitralklappeninsuffizienz
I35.0	Aortenklappenstenose

DRG:

F75-	Andere Krankheiten des Kreislaufsystems
F69-	Herzklappenerkrankungen

14 Kardiologische Notfälle

14.1 Lungenembolie

Die Verschlüsselung der Lungenembolie ist sehr einfach. Es gibt nur zwei mögliche Schlüssel, wobei der unspezifische .9-Kode schon mitgezählt ist.

Lungenembolie	
mit akutem Cor pulmonale fulminante Lungenembolie massive Lungenembolie	ohne akutem Cor pulmonale nicht massive Lungenembolie nicht näher bezeichnete Lungenembolie
I26.0	I26.9

Beide Kodes gruppieren auch noch in die gleiche DRG, die keinen Nebendiagnosen-Split kennt: E64A *Respiratorische Insuffizienz, mehr als ein Belegtag, mit äußerst schweren CC oder Lungenembolie.* Erst weitere Prozeduren führen daher zu einer möglichen Unterscheidung der Krankheitsverläufe und Kosten.

14.1.1 Lungenembolie bei TVT

Auch wenn man eine der Lungenembolie zugrunde liegende tiefe Beinvenenthrombose (TVT) diagnostiziert und behandelt wurde, bleibt die Lungenembolie die Hauptdiagnose, da sie einerseits die stationäre Aufnahme bedingt und andererseits kein Symptom ist, sondern eine eigenständige Erkrankung, die auch als solche kodiert wird [DKR D002, MDK 66, FoKA I-008].

ICD:

I80.1   Thrombose, Phlebitis und Thrombophlebitis der
           V. femoralis
I80.20   Thrombose, Phlebitis und Thrombophlebitis der
           Beckenvenen
I80.28   Thrombose, Phlebitis und Thrombophlebitis sonstiger
           tiefer Gefäße der unteren Extremitäten

14.2 Herzstillstand und Reanimation

Jeder Herzstillstand, der eine Reanimation nach sich zieht, wird gemäß DKR 0903 über ICD-10 verschlüsselt – auch dann, wenn die Reanimation durch den Notarzt erfolgte. Bei Reanimation über den Notarzt kann aber der OPS „Reanimation" (8-771) nicht verschlüsselt werden, da dies keine Leistung durch das abrechnende Krankenhaus darstellt. Dagegen ist die primäre stationäre Aufnahme zur Reanimation (= Aufnahme unter Reanimation) kodierbar, unabhängig davon wie lange der Patient tatsächlich in der Klinik ist und ob die Reanimation erfolgreich ist [DKR 0903]. Ein präklinischer (=über den Notarzt diagnostizierter/anbehandelter) Herzstillstand mit unmittelbarem kausalen Zusammenhang zur aktuellen stationären Behandlung wird über die zusätzliche U69.13! erfasst. Das ist nötig, da sich Patienten, die nach einer Reanimation über den Notarzt in das Krankenhaus aufgenommen werden, erheblich bezüglich klinischer Charakteristika, Ressourcenverbrauch und vor allem auch Outcome von denen mit intrahospitaler Reanimation unterscheiden. Präklinisch ist hierbei über ein Zeitfenster von 24 Stunden vor Aufnahme in das Krankenhaus definiert. Der Ausgang der Reanimation entscheidet ansonsten über den jeweiligen Kode.

ICD:

I46.0   erfolgreiche Reanimation

I46.9   nicht erfolgreiche Reanimation

U69.13! Herz-Kreislauf-Stillstand vor Aufnahme in das Kran-
         kenhaus Diese Schlüsselnummer ist bei Vorliegen
         eines Herzstillstandes mit erfolgreicher Wiederbele-
         bung (I46.0) oder eines Herzstillstandes ohne erfolg-
         reiche Wiederbelebung (I46.9) anzugeben, wenn der
         Herzstillstand in unmittelbarem kausalen Zusammen-
         hang mit der aktuellen stationären Behandlung steht
         und innerhalb von 24 Stunden vor stationärer Aufnah-
         me außerhalb eines Krankenhauses aufgetreten ist.

Durch den Wegfall des OPS-Kodes 8-770 für die Maßnahmen
für die Atmung, wurde die Kodierung der Reanimation bereits
2008 deutlich vereinfacht, da nun immer der Kode 8-771 für die
kardiale oder für die kardiopulmonale Reanimation angegeben
werden kann. Die Gabe von Medikamenten zur Reanimation
oder zur Unterstützung derselben wird ebenfalls mittels eines
OPS-Schlüssels erfasst (8-779).

OPS:

8-771   Kardiale oder kardiopulmonale Reanimation

8-772   Operative Reanimation [MDK 344]

8-779   Andere Reanimationsmaßnahmen, z. B. medikamen-
         töse Reanimation [MDK 384]

14.3 Kardiogener Schock

Der kardiogene Schock (R57.0) ist zwar im Kapitel für Symptome
(18) eingeordnet und auch durch den Buchstaben „R" als solches
erkennbar, jedoch ist die zusätzliche Kodierung eines Symptoms
gerechtfertigt, wenn es gemäß DKR D003 die Nebendiagnose-
kriterien erfüllt, was im Fall des kardiogenen Schockes zutrifft.
Die Kodierung ist somit bei Vorliegen des kardiogenen Schocks
gerechtfertigt [DKR D003], vorausgesetzt, es fand eine schock-

spezifische Therapie statt und nicht eine einfache kardiale Rekompensation.

ICD:
R57.0   Kardiogener Schock

14.4 Aortendissektion

Die Kodierung der akuten Aortendissektion erfolgt nicht anhand der Stanford-/oder DeBakey-Klassifikation, sondern nach einer eigenen Klassifikation innerhalb des ICD-10. Auftretende Brustschmerzen (R07.-) werden als Symptom einer bekannten zugrunde liegenden Erkrankung nicht kodiert. Die ICD-Kodes für die Aortendissektion haben als Nebendiagnose durchweg hohe CC-Werte.

ICD:
I71.01   Dissektion der Aorta thoracica, ohne Angabe einer
          Ruptur
I71.02   Dissektion der Aorta abdominalis, ohne Angabe einer
          Ruptur
I71.03   Dissektion der Aorta, thorakoabdominal, ohne
          Angabe einer Ruptur
I71.04   Dissektion der Aorta nicht näher bezeichneter
          Lokalisation, rupturiert
I71.05   Dissektion der Aorta thoracica, rupturiert
I71.06   Dissektion der Aorta abdominalis, rupturiert
I71.07   Dissektion der Aorta, thorakoabdominal, rupturiert

14.5 Beispielfälle kardiologische Notfälle

Grund der Aufnahme	Haupt-diagnose	Neben-diagnose	Prozedur	DRG
Fulminante Lungenembolie mit Thrombose der V. femoralis	I26.0	I80.1		E64A
Herzstillstand und erfolgreicher kardialer Reanimation und Beatmung	I46.0		8-771	F70-
Akuter Vorderwandinfarkt mit kardiogenem Schock	I21.0	R57.0		F60-
Akutes Koronarsyndrom bei Dissektion der Aorta ascendens (Stanford A), jedoch ohne Ruptur	I71.01			F65-

ICD:

I26.0	fulminante Lungenembolie
I80.1	Thrombose, Phlebitis und Thrombophlebitis der V. femoralis
I46.0	Herzstillstand mit erfolgreicher Reanimation
I21.0	Akuter transmuraler Myokardinfarkt der Vorderwand
R57.0	Kardiogener Schock
I71.01	Dissektion der Aorta thoracica, ohne Angabe einer Ruptur

OPS:

8-771	Kardiale oder kardiopulmonale Reanimation

DRG:

E64A	Lungenembolie
F70-	Schwere Arrhythmie und Herzstillstand
F60-	Akuter Myokardinfarkt ohne invasive kardiologische Diagnostik
F65-	Periphere Gefäßkrankheiten ohne komplexe Diagnose

15   Herztransplantation

Im Rahmen der Anpassungen an Langlieger und sehr teure DRG-Fälle, gewinnen die komplexen Therapien immer mehr an Bedeutung. Das trifft auch auf HTx-Patienten zu, die oft sehr lange Verweildauern aufweisen, die mit den bisherigen DRGs nicht in jeder Konstellation kostendeckend abgebildet werden können.

15.1   Evaluation zur Herztransplantation

Kommt ein Patient primär zur Evaluation und zur möglichen Aufnahme auf die Transplantationsliste in stationäre Behandlung, so ist seine kardiologische Grunderkrankung die Hauptdiagnose. Der Patient wird abhängig von der Evaluation und deren Ergebnis in verschiedene DRGs gruppiert. Nach vollständiger Evaluation mit Aufnahme des Patienten auf die Warteliste (OPS 1-920.21) wird die DRG A62Z (2,783 RG) getriggert, bei vollständiger Evaluation ohne Aufnahme auf die Warteliste (1-920.01) die DRG A69Z (2,247 RG) und bei teilweiser Evaluation (1-920.11) entscheiden Grundkrankheit und sonstige Prozeduren. Damit liegen die beiden „Listungs-DRG" zunehmend dichter beieinander, was auch der Realität nahe kommt. Wichtig für die beiden Z-DRG ist, dass Prozeduren außerhalb der eigentlichen Listung meist nicht zu einer Veränderung der Erlössituation führen.

2012 wurde klargestellt, dass der tatsächliche Vorgang des „auf-die-Liste-Nehmens" auch nach dem eigentlichen stationären Aufenthalt erfolgen darf. Nach erfolgter Aufnahme auf die Warteliste wird dies bei allen weiteren stationären Fällen – also NICHT beim Listungsaufenthalt selber – abhängig von der Dringlichkeit und des zu transplantierenden Organs über die U55.- verschlüsselt. Ob die U55 von allen Krankenhäusern und bei allen Aufenthalten verschlüsselt werden darf, ist strittig (MDK 433; FoKA 433). Interessanterweise wurde die Tatsache, dass Eurotransplant 2011 den Status „urgency" abgeschafft hat, noch immer nicht in der U55 umgesetzt.

ICD:

U55.1-	Erfolgte Registrierung zur Herztransplantation
.10	Ohne Dringlichkeitsstufe U [Urgency] oder HU [High Urgency]
.11	Mit Dringlichkeitsstufe U [Urgency]
.12	Mit Dringlichkeitsstufe HU [High Urgency]
U55.3-	Erfolgte Registrierung zur Herz-Lungentransplantation
.30	Ohne Dringlichkeitsstufe U [Urgency] oder HU [High Urgency]
.31	Mit Dringlichkeitsstufe U [Urgency]
.32	Mit Dringlichkeitsstufe HU [High Urgency]

OPS:

1-920.0	Vollständige Evaluation, ohne Aufnahme eines Patienten auf eine Warteliste zur Organtransplantation
.01	Herztransplantation
.03	Herz-Lungen-Transplantation
1-920.1	Teilweise Evaluation, ohne Aufnahme eines Patienten auf eine Warteliste zur Organtransplantation Inkl.: Abbruch der Evaluation
.11	Herztransplantation
.13	Herz-Lungen-Transplantation
1-920.2	Vollständige Evaluation, mit Aufnahme eines Patienten auf eine Warteliste zur Organtransplantation Hinw.: Ein Kode aus diesem Bereich darf pro geplanter Transplantation nur einmal angegeben werden.
.21	Herztransplantation
.23	Herz-Lungen-Transplantation
1-920.3	Re-Evaluation, mit Aufnahme oder Verbleib eines Patienten auf eine(r) Warteliste zur Organtransplantation
.31	Herztransplantation
.33	Herz-Lungen-Transplantation
1-920.4	Re-Evaluation, mit Herausnahme eines Patienten aus einer Warteliste zur Organtransplantation
.41	Herztransplantation
.43	Herz-Lungen-Transplantation

15.2 Stationäre Aufenthalte gelisteter Patienten ohne Transplantation im gleichen Aufenthalt

Sobald die Listung erfolgt ist, kann ab diesem Moment die stationäre Behandlung eines Patienten in einem Transplantationszentrum als multimodale Komplexbehandlung angegeben werden; dies zählt ausdrücklich auch für den Aufenthalt, in dem die Listung erstmalig stattfand. Als Möglichkeiten stehen die Zeitdauer der Behandlung sowie das zu transplantierende Organ zur Verfügung:

OPS:

8-97c.-- Stationäre Behandlung bei erfolgter Aufnahme auf die Warteliste zur Organtransplantation

Hinw.: Hier ist die stationäre Behandlungsdauer bei Patienten zu kodieren, die bereits auf der Warteliste zur Organtransplantation stehen bzw. in demselben Aufenthalt auf die Warteliste aufgenommen werden und bei denen die Transplantation nicht während desselben Aufenthaltes durchgeführt wird.

Diese Kodes sind anzugeben von Transplantationszentren bzw. von Krankenhäusern, die Kooperationspartner eines Transplantationszentrums sind. Besonders für letztere ist dies durchaus interessant, da die Groupier-Sonderfunktion „Prä-Transplantations-Aufenthalt" (Definitionshandbuch Band 4) bei der Kombination aus Listungs-Status U/HU(U55) und Aufenthalt > 29 Tage direkt in die F37Z groupiert. Die Vergütung dafür ist nach Anlage 3a des Fallpauschalen-Katalogs und § 6 Abs. 1 KHEntgG krankenhausindividuell zu vereinbaren.

8-97c.0- Mindestens 16 bis höchstens 22 Behandlungstage
.01 Vor einer Herztransplantation
.03 Vor einer Herz-Lungen-Transplantation
8-97c.1- Mindestens 23 bis höchstens 29 Behandlungstage
.11 Vor einer Herztransplantation
.13 Vor einer Herz-Lungen-Transplantation
8-97c.2- Mindestens 30 bis höchstens 43 Behandlungstage

.21 Vor einer Herztransplantation
.23 Vor einer Herz-Lungen-Transplantation
8-97c.3- Mindestens 44 bis höchstens 57 Behandlungstage
.31 Vor einer Herztransplantation
.33 Vor einer Herz-Lungen-Transplantation
8-97c.4- Mindestens 58 Behandlungstage
.41 Vor einer Herztransplantation
.43 Vor einer Herz-Lungen-Transplantation

15.3 Beispielfälle vor der Herztransplantation

Grund der Aufnahme	Hauptdiagnose	Nebendiagnose	Prozedur	DRG
kardiale Erkrankung, vollständige Evaluation aber ohne HTX-Anmeldung	Kardiale Erkrankung z. B. I42.0		1-920.01	A69Z
kardiale Erkrankung, teilweise Evaluation aber ohne HTX-Anmeldung	Kardiale Erkrankung z. B. I42.0		1-920.11	F75-
kardiale Erkrankung, vollständige Evaluation mit HTX-Anmeldung	Kardiale Erkrankung z. B. I42.0	U55.10	1-920.21, 8-97c.11	A62Z
kardiale Erkrankung, Re-Evaluation mit Verbleib auf Warteliste	Kardiale Erkrankung z. B. I42.0	U55.10	1-920.31	F75-
HU-gelisteter Patient für HTX	Kardiale Erkrankung z. B. I42.0	U55.12	8-97c.41	F37Z
HU-gelisteter Patient für Lungen- und Herz-Transplantation	Kardiopulmonale Erkran-kung	U55.32	8-97c.43	F37Z

ICD:

I42.0	Dilatative Kardiomyopathie
U55.10	Erfolgte Registrierung zur Herztransplantation, ohne Dringlichkeitsstufe U [Urgency] oder HU [High Urgency]
U55.12	Erfolgte Registrierung zur Herztransplantation, mit Dringlichkeitsstufe HU [High Urgency]
U55.32	Erfolgte Registrierung zur Herz-Lungentransplantation, mit Dringlichkeitsstufe HU [High Urgency]

OPS:

1-920.01	Vollständige medizinische Evaluation und Entscheidung über die Indikation zur Herztransplantation, ohne Aufnahme eines Patienten auf eine Warteliste
1-920.11	Teilweise medizinische Evaluation und Entscheidung über die Indikation zur Herztransplantation, ohne Aufnahme eines Patienten auf eine Warteliste
1-920.21	Vollständige medizinische Evaluation und Entscheidung über die Indikation zur Herz-Transplantation, mit Aufnahme eines Patienten auf eine Warteliste
1-920.31	Medizinische Re-Evaluation und Entscheidung über die Indikation zur Herztransplantation, mit Aufnahme oder Verbleib eines Patienten auf einer Warteliste
8-97c.11	Stationäre Behandlung bei erfolgter Aufnahme auf die Warteliste zur Organtransplantation, mindestens 23 bis höchstens 29 Behandlungstage, vor einer Herztransplantation
8-97c.41	Stationäre Behandlung bei erfolgter Aufnahme auf die Warteliste zur Organtransplantation, mindestens 58 Behandlungstage, vor einer Herztransplantation
8-97c.43	Stationäre Behandlung bei erfolgter Aufnahme auf die Warteliste zur Organtransplantation, mindestens 58 Behandlungstage, vor einer Herz-Lungen-Transplantation

DRG:

A69Z	Evaluierungsaufenthalt vor Organtransplantation ohne Aufnahme auf eine Warteliste
A62Z	Evaluierungsaufenthalt vor Herztransplantation
F37Z	Längerer stationärer Aufenthalt vor Transplantation bei hoher Dringlichkeitsstufe bei Krankheiten und Störungen des Kreislaufsystems
F75-	Andere Krankheiten des Kreislaufsystems

15.4 Stationärer Aufenthalt mit Transplantation

Auch bei der Aufnahme zur Transplantation (= OP während desselben Aufenthalts) stellt die kardiologische Grunderkrankung die Hauptdiagnose dar. Im Rahmen des Transplantationsaufenthalts wird der Z-Kode Z94.1 *Z. n. Herztransplantation* nicht verwendet. Stattdessen wird aber die Zeitdauer des st. Aufenthaltes bis zur Transplantation mittels eines OPS-Kodes verschlüsselt. 2013 wurde auch bei den OPS-Kodes der Herz-Transplantation (5-375) der Hinweis ergänzt, dass bei einer Anwendung der Herz-Lungen-Maschine mit intraaortalen Ballonokklusion, der entsprechende Kode aus dem Bereich 8-851 zusätzlichen anzugeben ist.

OPS:

8-979	Stationäre Behandlung vor Transplantation

Hinw.: Hier ist die präoperative Behandlungsdauer während des Transplantationsaufenthaltes zu kodieren.

8-979.0	Mindestens 10 bis höchstens 29 Behandlungstage
.01	Vor einer Herztransplantation
.03	Vor einer Herz-Lungen-Transplantation
8-979.1	Mindestens 30 bis höchstens 49 Behandlungstage
.11	Vor einer Herztransplantation
.13	Vor einer Herz-Lungen-Transplantation
8-979.2	Mindestens 50 Behandlungstage
.21	Vor einer Herztransplantation
.23	Vor einer Herz-Lungen-Transplantation

Die immunsuppressive Therapie unmittelbar nach der Transplantation kann mittels zweier verschiedener Kodes angegeben werden:

OPS:

8-547.3 Immunsuppression
.30 Intravenös
.31 Sonstige Applikationsform

und die Konsequenz der Immunsuppression kann mittels ICD-10 Kode D90 (Immunkompromittierung nach Bestrahlung, Chemotherapie und sonstigen immunsuppressiven Maßnahmen) verschlüsselt werden. Auch das notwendige Monitoring des Infektionsstatus wird ab jetzt verschlüsselt:

OPS:

1-930.0 Infektiologisch-mikrobiologisches Monitoring bei Immunsuppression (stets mehrerer Erreger)
1-930.1 Quantitative Virus-Nukleinsäurebestimmung

15.5 Beispielfälle während der Herztransplantation

Grund der Aufnahme	Haupt-diagnose	Neben-diagnose	Prozedur	DRG
Herztransplantation	Akute kardiale Erkrankung z. B. I42.0		5-375.00, 8-979.01, 8-547.3-, 1-930.1	A05-
Herz-Lungen-Transplantation	Akute kardiopulmonale Erkrankung z. B. I42.0		5-375.2, 8-979.13, 8-547.3-, 1-930.0	A05-

ICD:

I42.0 Dilatative Kardiomyopathie

OPS:

1-930.0   Infektiologisch-mikrobiologisches Monitoring bei Immunsuppression (stets mehrerer Erreger)

1-930.1   Quantitative Virus-Nukleinsäurebestimmung

5-375.00 Herztransplantation, orthotop, ohne normotherme und pulsatile Organkonservierung

5-375.2   Herz-Lungen-Transplantation (En-bloc)

8-979.01 Stationäre Behandlung vor Transplantation, mindestens 10 bis höchstens 29 Behandlungstage, vor einer Herztransplantation

8-979.13 Stationäre Behandlung vor Transplantation, mindestens 30 bis höchstens 49 Behandlungstage, vor einer Herz-Lungen-Transplantation

8-547.30 Immunsuppression, intravenös

8-547.31 Immunsuppression, sonstige Applikationsform

DRG:

A05-   Herztransplantation

15.6 Herztransplantation in der Anamnese

Kommt der Patient nach erfolgter Herztransplantation erneut in stationäre Behandlung, wird die Transplantation nach folgenden Schema kodiert: Erst jetzt wird der Z-Kode Z94.1 als Nebendiagnose benötigt, um den Patienten als Organempfänger zu kennzeichnen. Die Hauptdiagnose richtet sich nach dem Grund der Aufnahme. Wird der Patient beschwerdefrei zur Routinekontrolle aufgenommen, so wird immer die Z09.80 *Nachuntersuchung nach Organtransplantation* zur Hauptdiagnose. Dagegen wird beim Vorliegen einer aktuellen Problematik stets diese als Hauptdiagnose gewählt [MDK 389]. Natürlich können gegebenenfalls die Kodes für die Immunsuppression (8-547.31/D90) und die Virusdiagnostik (1-930.0; 1-930.1) verwandt werden.

15.7 Beispielfälle mit Herztransplantation in der Anamnese

Grund der Aufnahme	Haupt-diagnose	Neben-diagnose	Prozedur	DRG
Akute Erkrankung	Akute Erkrankung z. B. I50.14	Z94.1	8-547.3-	F62-
Routine-Kontrolle mit Herzbiopsie	Z09.80	Z94.1	z. B. 1-497.2, 8-547.3-	Z64C
Abstoßung, Transplantationsvaskulopathie	T86.2	Z94.1	8-547.3-	A60-
Komplexe Infektion der Atmungsorgane bei HTX	z. B. J85.1	Z94.1	8-547.3-	E77-
Pneumonie bei HTX	z. B. J18.9	Z94.1	8-547.3-	E77-
Sepsis bei HTX + OR-Prozedur	z. B. A41.9	Z94.1	OR-Prozedur, 8-547.3-	T01A
Sepsis bei HTX	z. B. A41.9	Z94.1	8-547.3-	T60-
Virale Erkrankung bei HTX	z. B. B25.9	Z94.1	8-547.3-	T63A

ICD:

I50.14	Linksherzinsuffizienz NYHA IV
Z09.80	Nachuntersuchung nach Organtransplantation
T86.2	Abstoßung und Versagen eines Herztransplantates
Z94.1	Z. n. Herztransplantation
J85.1	Abszess der Lunge mit Pneumonie
J18.9	Pneumonie, nicht näher bezeichnet
A41.9	Sepsis, nicht näher bezeichnet
B25.9	Zytomegalie, nicht näher bezeichnet

OPS:

1-493.0	Perkutane (Nadel-)Biopsie am Steuerung durch bildgebende Verfahren
1-497.0	Transvenöse oder transarterielle Biopsie: Endokard
1-497.1	Transvenöse oder transarterielle Biopsie: Endomyo-kard
1-497.2	Transvenöse oder transarterielle Biopsie: Myokard
8-547.3-	Immunsuppression

DRG:

Z64C	Andere Faktoren, die den Gesundheitszustand beeinflussen und Nachbehandlung nach abgeschlossener Behandlung ohne Radiojoddiagnostik, mit bestimmtem Kontaktanlass
A60-	Versagen und Abstoßung eines Organtransplantates
E77-	Infektionen und Entzündungen der Atmungsorgane mit bestimmter Diagnose [...]
F62-	Herzinsuffizienz und Schock
T01A	OR-Prozedur bei infektiösen und parasitären Krankheiten mit bestimmter komplexer OR-Prozedur, komplizierender Konstellation oder bei Zustand nach Organtransplantation, ohne intensivmedizinische Komplexbehandlung > 392 / 368 / 552 Aufwandspunkte
T60-	Sepsis mit komplizierenden Prozeduren oder bei Zustand nach Organtransplantation
T63A	Virale Erkrankung bei Zustand nach Organtransplantation

16   Stammzelltransfusion

Seit 2006 besteht die Möglichkeit die Stammzelltransfusion/-transplantation speziell für die Kardiologie zu verschlüsseln. Die resultierende DRG F96Z *Stammzelltransfusion bei Krankheiten und Störungen des Kreislaufsystems* muss auch 2018 krankenhausindividuell vereinbart werden. Die dazu nötigen OPS-Ziffern wurden unverändert seit 2007 überführt und bieten folgende Möglichkeiten:

OPS:

8-860   Autogene Stammzelltherapie
        Exkl.: Transfusion von peripher gewonnenen hämatopoetischen Stammzellen (8-805) Transplantation von hämatopoetischen Stammzellen aus dem Knochenmark (5-411)
        Hinw.: Die Gewinnung der mesenchymalen oder hämatopoetischen Stammzellen ist im Kode enthalten
8-860.0 Intramyokardiale Stammzelltherapie
    .00 Ohne Anreicherung von Stammzellfraktionen oder kulturelle Vermehrung
    .01 Mit Anreicherung von Stammzellfraktionen und/oder kultureller Vermehrung
8-860.1 Intrakoronare Stammzelltherapie
    .10 Ohne Anreicherung von Stammzellfraktionen oder kulturelle Vermehrung
    .11 Mit Anreicherung von Stammzellfraktionen und/oder kultureller Vermehrung

Die Art der Verschlüsselung ist bei dieser DRG auch 2018 unerheblich, nur diese vier Prozeduren finden sich überhaupt im Kodieralgorithmus. Sämtliche Diagnosen und alle weiteren Prozeduren haben daher keinen Einfluss auf die Eingruppierung.

16.1 Beispiel Stammzelltransfusion

Grund der Aufnahme	Haupt-diagnose	Neben-diagnose	Prozedur	DRG
Kardiologische Erkrankung			8-860.00	F96Z

OPS:

8-860.00 Intramyokardiale Stammzelltherapie, ohne Anreicherung von Stammzellfraktionen oder kulturelle Vermehrung

DRG:

F96Z Stammzelltransfusion bei Krankheiten und Störungen des Kreislaufsystems

17   Kardiologische Frührehabilitation

Seit 2006 gibt es zwei spezielle DRGs (F29Z und F45Z) in der Kardiologie, die für die Frührehabilitation vorgesehen sind. OPS-Ziffern der neurologisch-neurochirurgischen Frührehabilitation (8-552.-) und Ziffern der fachübergreifenden Frührehabilitation (8-559.-) groupieren in diese beiden nicht kalkulierten DRGs. Für beide DRGs sind krankenhausindividuelle Entgelte zu vereinbaren, soweit diese DRG als Krankenhausleistung erbracht werden dürfen. Die Kodes sind aber erst ab dem OP-Tag zu kodieren und dabei muss es sich um ein akutes Gesundheitsproblem handeln. Darunter fallen jedoch auch postoperative Zustände [MDK 32, FoKA 8-002].

Zur Kodierung eines Rehabilitationskodes müssen aber, ähnlich den Bedingungen für die intensivmedizinische Komplexbehandlung, Mindestmerkmale erfüllt sein:

OPS:

8-559   Fachübergreifende und andere Frührehabilitation

Frührehateam unter fachärztlicher Behandlungsleitung (mindestens 5 Jahre in der Rehabilitationsmedizin tätig oder 5 Jahre Tätigkeit in der physikalischen und rehabilitativen Medizin oder Facharzt für physikalische und rehabilitative Medizin)

Standardisiertes Frührehabilitations-Assessment oder Einsatz von krankheitsspezifischen Scoring-Systemen zur Erfassung und Wertung der funktionellen Defizite in mindestens 5 Bereichen (Bewusstseinslage, Kommunikation, Kognition, Mobilität, Selbsthilfefähigkeit, Verhalten, Emotion) zu Beginn der Behandlung

Wöchentliche Teambesprechung mit wochenbezogener Dokumentation bisheriger Behandlungsergebnisse und weiterer Behandlungsziele

Aktivierend-therapeutische Pflege durch besonders geschultes Pflegepersonal (Therapeutische Lagerung, Mobilisierung, Körperpflege, Kleiden, Essen und Trinken; Ausscheidungstraining, Wahrnehmungsförderung, Aktivierungstherapie, Trachealkanülenmanagement u. a.)

Vorhandensein von mindestens vier der folgenden Therapiebereiche: Physiotherapie/Krankengymnastik, Physikalische Therapie, Ergotherapie, Neuropsychologie, Psychotherapie, Logopädie/fazioorale Therapie/Sprachtherapie, künstlerische Therapie (Kunst- und Musiktherapie), Dysphagietherapie und Einsatz von mindestens drei dieser Therapiebereiche in patientenbezogenen unterschiedlichen Kombinationen und unterschiedlichem Zeitaufwand

Entlassungsassessment zur gezielten Entlassung oder Verlegung des Patienten

Eine gleichzeitige (dauernde oder intermittierende) akutmedizinische Diagnostik bzw. Behandlung ist gesondert zu kodieren

Zusätzlich benötigt man eine Rehabilitation über einen Zeitraum von mindestens 14 Behandlungstagen. Zum Erreichen der DRG F29Z ist außer dem Reha-Schlüssel noch ein weiterer aufwändiger Eingriff (aus der Tabelle TAB-BORP-1 des Definitionshandbuches) notwendig.

Die Reha-Schlüssel ergeben sich aus einer Kombination der Anzahl der Behandlungstage, welche in der fünften Stelle kodiert werden, und der Anzahl der durchschnittlichen Therapieeinheiten pro Woche an der sechsten Stelle:

Anzahl der Behandlungstage (5. Stelle des Kodes):

8-559.3-   Mindestens 7 bis höchstens 13 Behandlungstage
8-559.4-   Mindestens 14 bis höchstens 20 Behandlungstage
8-559.5-   Mindestens 21 bis höchstens 27 Behandlungstage
8-559.6-   Mindestens 28 bis höchstens 34 Behandlungstage
8-559.7-   Mindestens 35 bis höchstens 41 Behandlungstage
8-559.8-   Mindestens 42 Behandlungstage

Anzahl Therapieeinheiten (6. Stelle des Kodes):

8-559.-0   Durchschnittlicher Einsatz von 15 Therapieeinheiten
(jeweils von mindestens 30 Minuten) pro Woche
8-559.-1   Durchschnittlicher Einsatz von 20 Therapieeinheiten
(jeweils von mindestens 30 Minuten) pro Woche
8-559.-2   Durchschnittlicher Einsatz von 30 Therapieeinheiten
(jeweils von mindestens 30 Minuten) pro Woche
8-559.-3   Durchschnittlicher Einsatz von 40 Therapieeinheiten
(jeweils von mindestens 30 Minuten) pro Woche

Zusätzlich zu den beiden Früh-Reha-DRGs gibt es die bewertete DRG F48Z, die die geriatrischen frührehabilitativen Fällen in der Kardiologie beschreibt. Dazu ist aber ein Kode aus der Gruppe 8-550 nötig:

OPS:

8-550   **Geriatrische frührehabilitative Komplexbehandlung**
Behandlung durch ein geriatrisches Team unter fachärztlicher Behandlungsleitung (Zusatzweiterbildung oder Schwerpunktbezeichnung im Bereich „Klinische Geriatrie" erforderlich). Die fachärztliche Behandlungsleitung muss überwiegend in der zugehörigen geriatrischen Einheit tätig sein
Standardisiertes geriatrisches Assessment zu Beginn der Behandlung in mindestens 4 Bereichen (Mobilität, Selbsthilfefähigkeit, Kognition, Emotion) und vor der Entlassung in mindestens 2 Bereichen (Selbständigkeit, Mobilität). Lässt der Zustand des Patienten die Erhebung einzelner Assessmentbestandteile nicht zu, ist dies zu dokumentieren. Wenn der Zustand des Patienten es erlaubt, ist die Erhebung nachzuholen

Soziales Assessment zum bisherigen Status in mindestens 5 Bereichen (soziales Umfeld, Wohnumfeld, häusliche/außerhäusliche Aktivitäten, Pflege-/Hilfsmittelbedarf, rechtliche Verfügungen). Lässt der Zustand des Patienten die Erhebung einzelner Assessmentbestandteile nicht zu, ist dies zu dokumentieren. Sofern möglich sind die fehlenden Bestandteile fremdanamnestisch zu erheben bzw. ist die Erhebung nachzuholen, wenn der Zustand des Patienten es erlaubt

Wöchentliche Teambesprechung unter Beteiligung aller Berufgruppen einschließlich der fachärztlichen Behandlungsleitung mit wochenbezogener Dokumentation bisheriger Behandlungsergebnisse und weiterer Behandlungsziele

Aktivierend-therapeutische Pflege durch besonders geschultes Pflegepersonal. Mindestens eine Pflegefachkraft des geriatrischen Teams muss eine strukturierte curriculare geriatriespezifische Zusatzqualifikation im Umfang von mindestens 180 Stunden sowie eine mindestens 6-monatige Erfahrung in einer geriatrischen Einrichtung nachweisen

Teamintegrierter Einsatz von mindestens 2 der folgenden 4 Therapiebereiche: Physiotherapie/Physikalische Therapie, Ergotherapie, Logopädie/fazioorale Therapie, Psychologie/Neuropsychologie

Eine gleichzeitige (dauernde oder intermittierende) akutmedizinische Diagnostik bzw. Behandlung ist gesondert zu kodieren

8-550.0 Mindestens 7 Behandlungstage und 10 Therapieeinheiten

Hinw.: Der therapeutische Anteil umfasst insgesamt mindestens 10 Therapieeinheiten von durchschnittlich 30 Minuten, davon maximal 10 % als Gruppentherapie

8-550.1 Mindestens 14 Behandlungstage und 20 Therapieeinheiten

Hinw.: Der therapeutische Anteil umfasst insgesamt mindestens 20 Therapieeinheiten von durchschnittlich 30 Minuten, davon maximal 10 % als Gruppentherapie

8-550.2 Mindestens 21 Behandlungstage und 30 Therapieeinheiten

Hinw.: Der therapeutische Anteil umfasst insgesamt mindestens 30 Therapieeinheiten von durchschnittlich 30 Minuten, davon maximal 10 % als Gruppentherapie

17.1 Beispiele kardiologischer Frührehabilitation

Grund der Aufnahme	Haupt-diagnose	Neben-diagnose	Prozedur	DRG
Früh-Reha über 18 Tage mit durchschnittlich 40 Therapieeinheiten pro Woche und zusätzlicher bestimmter Eingriff			8-559.43 + zusätzlicher bestimmter Eingriff	F29Z
Früh-Reha über 37 Tage mit durchschnittlich 20 Therapieeinheiten pro Woche			8-559.71	F45Z
Geriatrische Früh-Reha über 29 Tage			8-550.2	F48Z

OPS:

8-559.71 Fachübergreifende und andere Frührehabilitation, mindestens 35 bis höchstens 41 Behandlungstage, durchschnittlicher Einsatz von 20 Therapieeinheiten (jeweils von mindestens 30 Minuten) pro Woche

8-559.43 Fachübergreifende und andere Frührehabilitation, mindestens 14 bis höchstens 20 Behandlungstage, durchschnittlicher Einsatz von 40 Therapieeinheiten (jeweils von mindestens 30 Minuten) pro Woche

8-550.2 Geriatrische frührehabilitative Komplexbehandlung, mindestens 21 Behandlungstage und 30 Therapieeinheiten

DRG:

F29Z Frührehabilitation bei Krankheiten und Störungen des Kreislaufsystems, mit bestimmter OR-Prozedur, außer kardiothorakale Eingriffe

F45Z Frührehabilitation bei Krankheiten und Störungen des Kreislaufsystems

F48Z Geriatrische frührehabilitative Komplexbehandlung bei Krankheiten und Störungen des Kreislaufsystems

18 Häufige Nebendiagnosen in der Kardiologie

Die folgenden Listen können unmöglich einen abschließenden Überblick über häufig gebrauchte Nebendiagnosen in der Kardiologie geben, daher sei jeder kodierenden Person immer geraten, Antworten auf spezielle nicht-kardiologische Fragestellungen in Kodierleitfäden anderer Fachgebiete zu suchen.

Zur Auffindung seltener Nebendiagnosen ist auch jede Softwarelösung deutlich schneller und flexibler als das Arbeiten mit Hitlisten. Ebenso bewusst wird hier auch auf eine Kennzeichnung von schweregraderhöhenden Nebendiagnosen verzichtet, da einzig die korrekte Anwendung der DKR über den Gebrauch von Nebendiagnosen entscheiden soll und nicht deren ökonomischer Wert. MDK- und FoKA-Empfehlungen, die sich direkt auf die aufgelisteten Nebendiagnosen beziehen, werden jedoch jeweils zusätzlich aufgeführt.

18.1 Stoffwechselerkrankungen

ICD:

E11.90	Diabetes mellitus Typ II, ohne Komplikationen, nicht entgleist [MDK 35, FoKA E-004]
E11.91	Diabetes mellitus Typ II, ohne Komplikationen, entgleist [MDK 9, FoKA E-002]
E10.90	Diabetes mellitus Typ I, ohne Komplikationen, nicht entgleist [MDK 35, FoKA E-004]
E10.91	Diabetes mellitus Typ I, ohne Komplikationen, entgleist [MDK 9, FoKA E-002]
E11.74	Diabetisches Fußsyndrom bei DM Typ II (nicht entgleist) + Komplikationen zusätzlich mit angeben [DKR 0401]
E05.9	Latente Hyperthyreose, n. n. b.
E03.9	Hypothyreose, n. n. b.

E89.0	Hypothyreose nach Strumektomie
E78.0	reine Hypercholesterinämie
E78.1	reine Hypertriglyzeridämie
E78.2	gemischte Hyperlipidämie
E78.3	gemischte Hypertriglyzeridämie
E79.0	Hyperurikämie ohne Gicht
M10.07	idiopathische Gicht des Fußes

18.2 Nierenerkrankungen

ICD:

N17.0	Akutes Nierenversagen (ANV) mit Tubulusnekrose
– N17.03	Stadium 1–3 [MDK 268, FoKA N-018]
N18.1	chron. Nierenkrankheit,
– N18.4	Stadium 1–4 [MDK 268, FoKA N-018]
N18.5	terminale Niereninsuffizienz (Stadium 5)
E11.20	Diabetes mellitus Typ II
+ N08.3*	mit diabt. Nephropathie (stets + N18.*)
N30.0	Akute Zystitis [FoKA N-005]
N39.0	Harnwegsinfekt [MDK 8, FoKA N-002]

18.3 Komplikationen

ICD:

I72.3	Aneurysma (spurium) der A. iliaca
I72.4	Aneurysma (spurium) einer Arterie der unteren Extremität
T81.0	Blutung und Hämatom (z. B. nach Leistenpunktion)
T81.4	Infiziertes Hämatom postoperativ o. n. A.
D62	Akute Blutungsanämie [MDK 129]
D68.3-	+ Hämorrhagische Diathese durch Blutung Antikoagulanzien und Antikörper + Blutungsquelle zusätzlich mit angeben [MDK 23, FoKA Z-002]

Z88.8   anamnestisch bekannte Kontrastmittel-Allergie
T88.7   Nicht näher bezeichnete unerwünschte Neben-
        wirkung eines Arzneimittels oder einer Droge (an-
        sonsten immer spezifisch die Auswirkungen kodieren)
Y57.9! Komplikation durch Arzneimittel (immer mit Aus-
        wirkung verbinden)
Y84.9! Komplikation durch medizinische Maßnahmen
        (immer mit Auswirkung verbinden)
J90   Pleuraerguss, a. n. k.
J93.0   spontaner Spannungspneumothorax
J95.80 Pneumothorax postoperativ oder iatrogen
I31.3   Perikarderguss (nichtentzündlich)
R18   Aszites

18.4 Infektionen

ICD:
N30.0   Akute Zystitis [FoKA N-005]
N39.0   Harnwegsinfekt [MDK 8, FoKA N-002]
J18.0   Bronchopneumonie, n. n. b.
J15.9   Bakterielle Pneumonie, n. n. b.
J18.2   Stauungspneumonie [MDK 21, FoKA J-002]
J18.9   Pneumonie, n. n. b.
T81.4   Infiziertes Hämatom postoperativ o. n. A.
A49.9   Bakterielle Infektion, n. n. b.

18.5 PAVK

ICD:

I70.20	PAVK, Stadium I
I70.21	PAVK, Stadium IIa
I70.22	PAVK, Stadium IIb
I70.23	PAVK, Stadium III
I70.24	PAVK, Stadium IV, mit Ulzeration
I70.25	PAVK, Stadium IV, mit Gangrän
E11.74	Diabetisches Fußsyndrom bei DM Typ II (nicht entgleist) + Komplikationen zusätzlich mit angeben [DKR 0401]

19 Herzkatheter

Durch die sehr variable Anwendung des Herzkatheters sind zahlreiche Kombinationsmöglichkeiten gegeben, die nicht alle durch eigene OPS-Ziffern abgedeckt werden. In diesen Fällen ist die Kombination von OPS-Kodes aus dem Bereich 1-27-.- erlaubt, so lange Inklusiva diese Kombinationen nicht ausdrücklich schon beinhalten.

Wird der Herzkatheter ohne die Hauptdiagnose Infarkt (I21.*; I22*) erbracht, gruppieren alle Fälle in die gemeinsame Basis-DRG F49. Die F49 ermöglicht eine hochdifferenzierte Eingruppierung über die Berücksichtigung der Kurzlieger (F49G), erweiterter Methoden wie z. B. den Mapping-Verfahren (F49D) bis hin zur Erfassung von sehr schweren Fällen über den Intensivkomplex-Score (F49A).

19.1 Transarterieller Linksherzkatheter

Die Gruppe der transarteriellen Linksherzkatheter (1-275.-) kennt keine Inklusiva, d. h. es werden alle Maßnahmen so verschlüsselt, wie sie durchgeführt wurden:

OPS:

1-275.0 Koronarangiographie ohne weitere Maßnahmen

1-275.1 Koronarangiographie und Druckmessung im linken Ventrikel

1-275.2 Koronarangiographie, Druckmessung und Ventrikulographie im linken Ventrikel

1-275.3 Koronarangiographie, Druckmessung und Ventrikulographie im linken Ventrikel, Druckmessung in der Aorta und Aortenbogendarstellung

1-275.4 Koronarangiographie, Druckmessung in der Aorta und Aortenbogendarstellung

1-275.5 Koronarangiographie von Bypassgefäßen

1-275.6 Ventrikulographie mit Druckmessung im linken Ventrikel und Aortenbogendarstellung

19.2 Transseptaler Linksherzkatheter

Der transseptale Linksherzkatheter (1-274.-) schließt in jedem Fall eine Katheteruntersuchung der Aorta, des linken Ventrikels und Vorhofes sowie der Pulmonalvenen mit ein, so dass z. B. der Schlüssel 1-276.21 für die Ventrikulographie des linken Ventrikel nicht mit angegeben wird.

OPS:
1-274.0	Druckmessung mit Druckgradientenbestimmung
1-274.1	Oxymetrie
1-274.2	Druckmessung mit Messung des Shuntvolumens
1-274.3	Sondierung des Vorhofseptums
1-274.4	Sondierung des Ventrikelseptums

19.3 Rechtsherzkatheter

Der Rechtsherzkatheter (1-273.-) schließt dagegen die Katheteruntersuchung der A. Pulmonalis, rechter Ventrikel und Vorhof sowie der Vena cava mit ein. Des Weiteren gehören auch Druckmessung, Druckgradientenbestimmung, Messung des Herzzeitvolumens und des pulmonalen Gefäßwiderstandes sowie die Messung unter Belastung als Inklusiva dazu. Der Rechtsherz-Einschwemm-Katheter (Swan-Ganz-Katheter) kann mit einem Schlüssel aus dieser Gruppe kodiert werden – wenn er allerdings zu Monitorzwecken gelegt wurde, konkurriert die 8-932 (Monitoring ... mit Messung des Pulmonalarteriendruckes) [MDK 275, Dissens mit FoKA 1-005].

OPS:
1-273.1	Oxymetrie
1-273.2	Druckmessung mit Messung des Shuntvolumens
1-273.5	Messung der pulmonalen Flussreserve
1-273.6	Messung des Lungenwassers

19.4 Kombinierter Links-/Rechtsherzkatheter

Seit 2009 sind keine OPS-„Links- und Rechtsherzkombinations-kodes" mehr vorgesehen. Es werden die individuellen Kodes aus 1-273.- und 1-275.- verschlüsselt.

19.5 Biopsie

Myokardbiopsien sind nicht unter den diagnostischen Katheter-untersuchungen (1-27-.-) eingruppiert, sondern in der Gruppe der Biopsien (1-49-.-). Egal, ob transvenös oder transarteriell, der Schlüssel unterscheidet nur das Ziel der Biopsie:

OPS:
1-497.0   transvenöse oder transarterielle Biopsie: Endokard
1-497.1   transvenöse oder transarterielle Biopsie:
             Endomyokard
1-497.?   transvenöse oder transarterielle Biopsie: Myokard

Die Schlüssel der Gruppe 1-497.- sind im Gegensatz zu den Schlüsseln der 1-494.- (perkutane Biopsie durch bildgebende Verfahren) z. B. in der DRG F49 splitrelevant.

19.6 IVUS/Flussmessung/OCT

Seit 2007 finden sich die Druckmessungen (inklusive Bestim-mung der fraktionellen myokardialen Flussreserven (FFRmyo)) in der Gruppe der *anderen diagnostischen Herzkatheterunter-suchung* (1-279.-). 2013 kam der spezifische OPS-Kode zur opti-schen Kohärenztomographie (OCT) der Koronargefäße als wei-tere diagnostische Methode hinzu. Seit 2014 sind alle Verfahren (IVUS/OCT/FFR) in der F49- splitrelevant.

Es stehen folgende Schlüssel für den intravasalen Ultraschall (IVUS), intrakardiale Echokardiographie (ICE), optische Kohärenztomographie (OCT) und Flussmessung zur Verfügung:

OPS:

3-05e	Endosonographie der Blutgefäße
3-05g.-	Endosonographie des Herzens
3-05g.0	Intravaskulärer Ultraschall der Koronargefäße [IVUS]
3-05g.1	Intrakoronare Flussmessung
3-05g.2	Intrakardiale Echokardiographie [ICE]
	Inkl.: Flussmessung
1-279.a	Koronarangiografie mit intrakoronarer Druckmessung
	Inkl.: Bestimmung der fraktionellen myokardialen Flussreserve (FFRmyo)
3-300.1	Optische Kohärenztomographie [OCT]: Koronargefäße

19.7 Angiokardiographien

Angiokardiographien (1-276.-) können nur dann verschlüsselt werden, wenn sie nicht sowieso als Inklusiva einer anderen Katheteruntersuchung durchgeführt wurden. Zur Auswahl stehen die Pulmonalisangio- und Aortographie, sowie drei verschiedene Varianten der Ventrikulographie:

OPS:

1-276.0	Pulmonalisangiographie
1-276.1	Aortographie
1-276.20	Ventrikulographie, rechter Ventrikel
1-276.21	Ventrikulographie, linker Ventrikel
1-276.22	Ventrikulographie, rechter und linker Ventrikel

19.8 Katheter bei univentrikulärem Herzen

Bei Vorliegen eines univentrikulären Herzen (UVH, Q20.-) wird die durchgeführte Katheteruntersuchung mit eigenen Schlüsselnummern angegeben:

ICD:
Q20.4	morphologisch univentrikuläres Herz
Q20.4	Doppeleinstromventrikel
Q20.9	funktionell univentrikuläres Herz
Q20.8	Ventrikuläre Imbalance bei funktionell univentrikulärem Herzen

OPS:
1-277.0	Katheteruntersuchung bei UVH ohne Duktusabhängigkeit
1-277.1	Katheteruntersuchung bei UVH mit duktusabhängigem Blutfluss im Lungenkreislauf
1-277.2	Katheteruntersuchung bei UVH mit duktusabhängigem Blutfluss im Körperkreislauf

19.9 Weitere Katheteruntersuchungen

Abschließend gibt es noch spezielle Schlüssel für einzelne diagnostische Prozeduren, vor deren Gebrauch aber immer die Inklusiva der deutlich häufiger angewendeten Katheteruntersuchungen geprüft werden sollten. Seit 2009 kann man die Kontraktionsanalyse detaillierter kodieren:

OPS:
1-279.0	Bestimmung des Herzvolumens und der Austreibungsfraktion
1-279.1	Quantitative regionale Funktionsanalyse
1-279.2	Densitometrie des Ventrikels
1-279.3	Densitometrie des Myokardes
1-279.4	Densitometrie der großen Gefäße
1-279.5	Intrakardiale Kontraktionsanalyse

.50 Im dreidimensionalen System

.51 Mit einem Druck und Kontraktilität messenden Dopplerdraht (DPDT)

.5x Sonstige

1-279.6 Sondierung des Ductus arteriosus Botalli

1-279.7 Sondierung eines operativ angelegten Shuntes

1-279.8 Sondierung von Kollateralgefäßen

1-279.9 Angioskopie (Biopsie zusätzlich kodieren: 1-497.)

1-279.a Koronarangiografie mit intrakoronarer Druckmessung (inkl. Bestimmung der fraktionellen Flussreserve (FFRmyo))

19.10 Beispielfälle Herzkatheter

Grund der Aufnahme	Haupt-diagnose	Neben-diagnose	Prozedur	DRG
Kombinierter Links-Rechts-Herzkatheter mit Koronarangiographie, RH-Oxymetrie und Druckmessung in der Aorta bei Z. n. Bypass-OP		Z95.1	1-273.1, 1-275.5 1-275. [0–4]	F49
Koronarangiographie mit transseptaler Oxymetrie			1-275.0, 1-274.1	F49
Rechtsherzkatheter mit Druckgradientenbestimmung und Untersuchung des rechten Ventrikels sowie Messung des Lungenwassers			1-273.6	F49

ICD:

Z95.1 Vorhandensein eines aortokoronaren Bypasses

OPS:

1-273.1	Rechtsherzkatheter: Oxymetrie
1-275.5	Koronarangiographie von Bypassgefäßen
1-275.0	Koronarangiographie
1-274.1	transseptaler Linksherzkatheter mit Oxymetrie
1-273.6	Rechtsherzkatheter mit Messung des Lungenwassers

20 Perkutane Koronarinterventionen (PCI)

Neben den Kodes für die Ballondilatation und die Stentimplantation gibt es zahlreiche weitere Prozedurenschlüssel, die die verschiedenen PCI-Eingriffe beschreiben. Ihr Einsatz ergibt sich jeweils aus ihrer Bezeichnung, jedoch sind einige Besonderheiten zu beachten.

20.1 Embolieprotektionssysteme

2007 wurde die Kodierung der Embolieprotektionssysteme grundlegend angepasst. So gibt es nur noch einen OPS-Kode, der für sämtliche Einsatzgebiete – ausgenommen des Cava-Schirms (8-839.1) – benutzt wird.

OPS:
8-83b.9   Einsatz eines Embolieprotektionssystems
          Exkl.: Perkutane Einführung eines Vena-cava-Filters
          (8-839.1)

Zur Anwendung kommen die Embolieprotektionssysteme bei:

8-836   Perkutan-transluminale Gefäßintervention
8-837   Perkutan-transluminale Gefäßintervention an Herz
          und Koronargefäßen
8-838   Perkutan-transluminale Gefäßintervention an
          Gefäßen des Lungenkreislaufes
8-839   Andere therapeutische Katheterisierung und Kanülen-
          einlage in Herz und Blutgefäße

20.2 Verschlusssysteme

Die Kodierung der Verschlusssysteme wurde 2010 erweitert:

OPS:
8-83b.c   Verwendung eines Gefäßverschlusssystems

Hinw.: Die Verwendung eines Verschlusssystems ist bei diagnostischem oder interventionellem Einsatz eines Katheters gesondert zu kodieren

.c2 Nahtsystem
.c3 Clipsystem
.c4 Polymerdichtung mit äußerer Sperrscheibe
.c5 Resorbierbare Plugs ohne Anker
   Inkl.: Kollagenplugs ohne Anker, extravaskulärer Polyglykolsäure-Pfropf
.c6 Resorbierbare Plugs mit Anker
   Inkl.: Kollagenplugs mit Anker

Folgende Produkte kodieren daher in folgende Schlüssel:

Name	Hersteller
Nahtsysteme (8-83b.c2)	
Perclose	Abbott
Prostar	Abbott
Techstar	Abbott
Proglide	Abbott
X-Press	X-site Medical
Clipsystem (8-83b.c3)	
Starclose	Abbott
Polymerdichtung mit äußerer Sperrscheibe (8-83b.c4)	
ExoSeal	Cordis
FemoSeal	St. Jude Medical
Resorbierbare Plugs mit Anker (8-83b.c6)	
VasoSeal	Datascope
On site	Datascope
Angio-Seal	St. Jude Medical
Duett pro sealing device	Vascular solutions

20.3 Spasmolyse/Thrombaspiration

Sowohl Spasmolyse, als auch Thrombaspiration sind in der F12 splitrelevant und führen selbst in die DRG F52 (Thrombaspiration) bzw. F58- (Spasmolyse). Zur Kodierung dieser Techniken sollten folgende Kodes benutzt werden:

8-837.t   Thrombektomie aus Koronargefäßen
8-837.x   Sonstige perkutan-transluminale Gefäßintervention an Herz und Koronargefäßen

20.4 Liste der PCI-Prozeduren

In der Gruppe 8-837.-- sind sehr unterschiedliche Eingriffe aufgelistet, teilweise mit genaueren Angaben zur Anzahl der Prozeduren, bzw. ob eine oder mehrere Koronararterien betroffen ist. Die Prozeduren beziehen sinngemäß auch Interventionen an den Bypass-Gefäßen mit ein. Außerdem findet man unter 8-83b-Zusatzinformationen, mittels deren Kodierung man weitere notwendige Informationen über Art und Material der PCI-Maßnahme verschlüsseln kann. Da die 8-837 vollständig genutzt ist, kodieren die medikamentefreisetzenden, bioresorbierbaren Stents in die 8-83d.0* und die selbstexpandierenden Koronarstents in die 8-83d.1* bzw. 8-83d.2*. Die Ostium-Protection-Devices (OPD) wurden den „Bifurkationsstents" (8-837.u/v) zugeschlagen. Das nächste Kapitel beschreibt die Kodierung der Stents selbst. Bei Anwendung einer Hybridchirurgie darf ab 2017 auch ein zusätzlicher Kode aus der Gruppe 5-98a.0 kodiert werden.

OPS:

8-837.0 Angioplastie (Ballon)
Inkl.: Bypassgefäß
.00 Eine Koronararterie
.01 Mehrere Koronararterien

8-837.1 Laser-Angioplastie
Inkl.: Bypassgefäß
.10 Eine Koronararterie
.11 Mehrere Koronararterien

8-837.2 Atherektomie
Inkl.: Bypassgefäß
.20 Eine Koronararterie
.21 Mehrere Koronararterien

8-837.4 Fremdkörperentfernung
Hinw.: Die Verwendung eines Mikrodrahtretriever-
oder Stentretriever-Systems ist gesondert zu kodieren
(8-83b.8)

8-837.5 Rotablation
Inkl.: Bypassgefäß
.50 Eine Koronararterie
.51 Mehrere Koronararterien

8-837.6 Selektive Thrombolyse
Inkl.: Bypassgefäß
.60 Eine Koronararterie
.61 Mehrere Koronararterien

8-837.7 Selektive Embolisation
.70 Mit Flüssigkeiten
.71 Mit Partikeln oder Metallspiralen
.72 Mit ablösbaren Ballons
.73 Mit Schirmen
.7x Sonstige

8-837.8 Einlegen einer Prothese

8-837.9 Verschluss einer Koronarfistel

8-837.a Ballonvalvuloplastie (Ballonvalvulotomie)
.a0 Aortenklappe
.a1 Mitralklappe

.a2 Pulmonalklappe

.a3 Trikuspidalklappe

.a4 Künstliche Herzklappe

.ax Sonstige

8-837.b Herstellung eines Septumdefekts

.b0 Vorhofseptum

.b1 Ventrikelseptum

8-837.c Vergrößerung eines Septumdefektes

.c0 Vorhofseptum

.c1 Ventrikelseptum

8-837.d Verschluss eines Septumdefekts

.d0 Vorhofseptum

.d1 Ventrikelseptum

8-837.e Perkutane transmyokardiale Laservaskularisation (PMR)

8-837.f Dilatation des rechtsventrikulären Ausflusstraktes

8-837.g Dilatation des linksventrikulären Ausflusstraktes

8-837.h Einlegen eines Stents in den rechtsventrikulären Ausflusstrakt

8-837.j Eröffnung und Erweiterung einer geschlossenen Herzklappe

8-837.k- Einlegen von nicht medikamentenfreisetzenden Stents

8-837.m- Einlegen von medikamentenfreisetzenden Stents

8-837.p Einlegen eines nicht medikamentenfreisetzenden gecoverten Stents (Stent-Graft)

8-837.q Blade-Angioplastie (cutting balloon)

8-837.s- Maßnahmen zur Embolieprotektion am linken Herzohr

.s0 Implantation eines permanenten Emboliprotektionssystems

.s1 Verschluss durch perkutan epikardial eingebrachte Schlinge

8-837.t Thrombektomie aus Koronargefäßen

	Hinw.: Die Verwendung eines hydrodynamischen Thrombektomiesystems ist gesondert zu kodieren (8-83b.4)
	Die Verwendung eines Mikrodrahtretriever- oder Stentretriever-Systems ist gesondert zu kodieren (8-83b.8)
8-837.u	Einlegen eines nicht medikamentenfrei-setzenden Bifurkationsstents
	Inkl.: OPD-System [Ostium-Protection-Device-System]
8-837.v	Einlegen eines medikamentenfreisetzenden Bifurkationsstents
	Inkl.: OPD-System [Ostium-Protection-Device-System]
	Hinw.: Die Art der medikamentenfreisetzenden Stents oder OPD-Systeme ist gesondert zu kodieren (8-83b.0 ff.)
8-837.w-	Einlegen eines beschichteten Stents
	Inkl.: Bypassgefäß Antikörperbeschichtete Stents
8-83b	Zusatzinformationen zu Materialien:
8-83b.0-	Art des medikamentenfreisetzenden Stents oder OPD-Systems
.00	ABT-578-(Zotarolismus-)freisetzend mit Polymer
.01	Biolimus-A9-freisetzend mit Polymer
.03	Paclitaxel-freisetzend ohne Polymer
.05	Paclitaxel-freisetzend mit biologisch abbaubarer Polymerbeschichtung
.06	Paclitaxel-freisetzend mit sonstigem Polymer
.07	Sirolimus-freisetzend ohne Polymer
.08	Sirolimus-freisetzend mit Polymer
.09	Tacrolimus-freisetzend
.0a	Pimecrolimus-freisetzend mit biologisch abbaubarer Polymerbeschichtung
.0b	Everolimus-freisetzend mit biologisch abbaubarer Polymerbeschichtung
.0c	Everolimus-freisetzend mit sonstigem Polymer
.0d	Novolimus-freisetzend mit biologisch abbaubarer Polymerbeschichtung
.0e	Novolimus-freisetzend mit sonstigem Polymer
.0f	Biolimus-A9-freisetzende ohne Polymer

.0x Sonstige

8-83b.1- Art der Partikel zur selektiven Embolisation

.10 Medikamentenbeladene Partikel

.11 Radioaktive Partikel

.12 Nicht sphärische Partikel

.13 Sonstige sphärische Partikel

.1x Sonstige Partikel

8-83b.2- Art der Flüssigkeiten zur selektiven Embolisation

.20 Ethylenvinylalkohol

.21 Flüssige Alkoholkopolymere

.22 Ethylenvinylalkohol-Copolymer

.23 Geliertes Alkoholgel

.2x Sonstige Flüssigkeiten

8-83b.3- Art der Metallspiralen zur selektiven Embolisation

.30 Hydrogel-beschichtete Metallspiralen, normallang

.31 Sonstige bioaktive Metallspiralen, normallang

.32 Bioaktive Metallspiralen, überlang

.33 Nicht bioaktive Metallspiralen, überlang

.34 Nicht gecoverter großlumiger Gefäßverschlusskörper [Vascular Plug]

.35 Großvolumige Metallspiralen [Volumencoils]

.3a Hybrid-Mikrospiralen

Hinw.: Eine Hybrid-Mikrospirale besteht aus mindestens drei unterschiedlich weichen Segmenten

Hinw.: Volumencoils haben einen Durchmesser von mindestens 0,51 mm

.36 Ablösbare Metall- oder Mikrospiralen

.37 Intraaneurysmaler Verschlusskörper für intrakranielle Aneurysmen

.38 Gecoverter großlumiger Gefäßverschlusskörper [Vascular Plug]

.39 Mikrospiralen aus Hydrogel

8-83b.4 Verwendung eines hydrodynamischen Thrombektomiesystems

Inkl.: Hochdruck-Wasserjet-Katheter zur Thrombektomie

8-83b.5- Verwendung eines Modellier- oder Doppellumen-
ballons
    .50 1 Modellierballon
    .51 2 oder mehr Modellierballons
    .52 1 Doppellumenballon
    .53 2 oder mehr Doppellumenballons
8-83b.6- Verwendung eines ablösbaren Ballons
    .60 1 ablösbarer Ballon
    .61 2 ablösbare Ballons
    .62 3 oder mehr ablösbare Ballons
8-83b.7- Verwendung von mehr als einem Mikrokatheter-
system
Hinw.: Mikrokathetersysteme bestehen aus Kathetern
mit einem Durchmesser von 0,5 bis 1 mm
    .70 2 Mikrokathetersysteme
    .71 3 Mikrokathetersysteme
    .72 4 Mikrokathetersysteme
    .73 5 Mikrokathetersysteme
    .74 6 Mikrokathetersysteme
    .75 7 oder mehr Mikrokathetersysteme
8-83b.8 Verwendung eines Mikrodrahtretriever- oder
Stentretriever-Systems zur Thrombektomie oder
Fremdkörperentfernung
Inkl.: Mikrodrahtgestütztes Thrombektomiesystem
mit kontinuierlicher Aspiration
    .80 1 Mikrodrahtretriever-System
    .81 2 Mikrodrahtretriever-Systeme
    .82 3 oder mehr Mikrodrahtretriever-Systeme
    .84 1 Stentretriever-System
    .85 2 Stentretriever-Systeme
    .86 3 oder mehr Stentretriever-Systeme
8-83b.9 Einsatz eines Embolieprotektionssystems
Exkl.: Perkutane Einführung eines Vena-cava-Filters
(8-839.1)
8-83b.a Verwendung von Rekanalisationssystemen zur
perkutanen Passage organisierter Verschlüsse

.a0 System zur Mikro-Dissektion
.a1 Spezielles Nadelsystem zur subintimalen Rekanalisation
.a2 Mechanisches Radiofrequenz-System
.ax Sonstige Drahtsysteme
8-83b.b Art der verwendeten Ballons
.b1 Antikörperbeschichtete Ballons
.b6 Ein medikamentenfreisetzender Ballon an Koronargefäßen
.b7 Zwei medikamentenfreisetzende Ballons an Koronargefäßen
.b8 Drei medikamentenfreisetzende Ballons an Koronargefäßen
.b9 Vier oder mehr medikamentenfreisetzende Ballons an Koronargefäßen
.ba Ein medikamentenfreisetzender Ballon an anderen Gefäßen
.bb Zwei medikamentenfreisetzende Ballons an anderen Gefäßen
.bc Drei medikamentenfreisetzende Ballons an anderen Gefäßen
.bd Vier oder mehr medikamentenfreisetzende Ballons an anderen Gefäßen
.bx Sonstige Ballons
8-83b.c Verwendung eines Gefäßverschlusssystems
Hinw.: Die Verwendung eines Verschlusssystems ist bei diagnostischem oder interventionellem Einsatz eines Katheters gesondert zu kodieren
.c2 Nahtsystem
.c3 Clipsystem
.c4 Polymerdichtung mit äußerer Sperrscheibe
.c5 resorbierbare Plugs ohne Anker
.c6 resorbierbare Plugs mit Anker
8-83b.d Verwendung von flexiblen intrakraniellen Aspirationsmikrokathetersystemen

8-83b.e   Art der Beschichtung von Stents
          Exkl.: Art der medikamentenfreisetzenden Stents
          (8-83b.0 ff.)

.e0   Antikörperbeschichtete Stents

.e1   Bioaktive Oberfläche bei gecoverten Stents

.e2   Antikörperbeschichtete Stents mit Freisetzung von
      antiproliferativen Medikamenten

.ex   Sonstige Beschichtung

8-83b.g   Verwendung eines Schraubkatheters zur Rekanalisa-
          tion eines Koronargefäßes

8-83b.h   Verwendung eines verstellbaren Doppelballonsystems

8-83b.j   Verwendung eines ultraschallgestützten Throm-
          bolysesystems

8-83b.m   Art der verwendeten bioresorbierbaren Stents

8-83b.m0 Polymer-basiert

8-83b.m1 Metallisch

8-83b.mx Sonstige

8-83d.0- Einlegen von medikamentenfreisetzenden bioresor-
          bierbaren Stents
          Hinw.: Die Art der medikamentenfreisetzenden Stents
          ist gesondert zu kodieren (8-83b.0 ff.)

8-83d.1- Einlegen von nicht medikamentenfreisetzenden
          selbstexpandierenden Stents
          Exkl.: Einlegen eines nicht medikamentenfreisetzen-
          den Bifurkationsstents (8-837.u)

8-83d.2   Einlegen von medikamentenfreisetzenden selbst-
          expandierenden Stents
          Exkl.: Einlegen eines medikamentenfreisetzenden
          Bifurkationsstents (8-837.v)
          Hinw.: Die Art der medikamentenfreisetzenden Stents
          ist gesondert zu kodieren (8-83b.0 ff.)

8-83d.5   Implantation eines strömungsreduzierenden Drahtge-
          flechts in den Koronarsinus

20.5 Beispielfälle PCI-Prozeduren

Grund der Aufnahme	Haupt-diagnose	Neben-diagnose	Prozedur	DRG
Patient kommt zur Ballon-Dilatation und BMS-Stentimplantation eines Bypass-Gefäßes unter Embolie-Protektionsschutz	I25.15		8-837.00, 8-837.k0, 8-83b.9	F58-
Patient kommt zur TASH bei HOCM mittels Ethylenvinylalkohol	I42.1		8-837.70, 8-83b.20	F52-
Patient kommt mit permanentem VHF zum Einsetzen eines Implantates zum Verschluss des Herzohres	I48.2		8-837.s0	F95A

ICD:

I25.15   Atherosklerotische Herzkrankheit mit stenosierten Bypass-Gefäßen

I42.1   Hypertrophische obstruktive Kardiomyopathie (HOCM)

I48.2   Vorhofflimmern, permanent

OPS:

8-837.00 Angioplastie (Ballon, eine Koronararterie)

8-837.k0 Einlegen eines nicht medikamentenfreisetzenden Stents, ein Stent in eine Koronararterie

8-83b.9 Einsatz eines Embolieprotektionssystems

8-837.70 Selektive Embolisation mit embolisierenden Flüssigkeiten (TASH)

8-83b.20 Art der Flüssigkeiten zur selektiven Embolisation: Ethylenvinylalkohol

8-837.s Implantation eines permanenten Embolieprotektionssystems in das linke Herzohr

DRG:

F58-	Perkutane Koronarangioplastie
F52-	Perkutane Koronarangioplastie mit komplexer Diagnose
F95A	[...] oder Vorhofohrverschluss

20.6 Übersicht Kodierung PCI-DRGs

Folgende Tabelle gibt eine schnelle Übersicht, mit welchen Bedingungen welche PCI-DRG erreicht wird

Kardiologische DRGs 2018		Perkutane Interventionen				Bedingungen			
DRG	Bezeichnung	RG	Erlös*	mVWD	uGVWD	Alter	PCCL	Diagnose	Prozedur
F15Z	Perkutane Koronarangioplastie mit komplizierender Konstellation mit komplexer Diagn. u. hochkompl. Intervention od. m. Angioplastie, Alt. < 16 J. oder inv. kardiolog. Diagnostik, mit kompliz. Konstellation od. Endokarditis, mehr als 2 Belegungstage	4,042	14.014,83 €	23,8	7	* / < 16		* / AMI, VTs, Kammerflimmern/-flattern, HOCM, Herzinsuffizienz, Herzstillstand	1 × PCI-Prozedur: z. B. Ballon 8-837.0 + Funktion komplizierende Konstellation I (oder 3× Stents bei AMI + < 16 J.)
F19A	Andere transluminale Intervention an Herz, Aorta und Lungengefäßen mit äußerst schweren CC	3,595	12.464,94 €	12,6	3		> 3		1 × PCI-Prozedur: z. B. Ballon + Spasmolyse oder Thrombaspiration
F24A	Perkutane Koronarangioplastie mit komplexer Diagnose und hochkomplexer Intervention od oder mit Angioplastie, Alter > 15 Jahre, mit äußerst schweren CC	3,215	11.147,37 €	14,1	4	* / > 15	> 3	AMI, VTs, Kammerflimmern/-flattern, HOCM, Herzinsuffizienz, Herzstillstand	3 × komplexe PCI-Prozeduren: z. B. 3 × DE-Stents
F52A	Perkutane Koronarangioplastie mit komplexer Diagnose, mit äußerst schweren CC	2,686	9.313,17 €	13,3	3		> 3	AMI, VTs, Kammerflimmern/-flattern, HOCM, Herzinsuffizienz, Herzstillstand	1 × PCI-Prozedur: z. B. Ballon

DRG	Bezeichnung	RG	Erlös*	mVWD	uGVWD	Alter	PCCL	Diagnose	Prozedur
	Kardiologische DRGs 2018	Perkutane Interventionen				Bedingungen			
F56A	Perkutane Koronarangioplastie mit bestimmter hochkomplexer Intervention, mit äußerst schweren CC	2,551	8.845,08 €	11,2	3		> 3		3 × komplexe PCI-Prozeduren: z. B. 3 × DE-Stents
F58A	Perkutane Koronarangioplastie mit äußerst schweren CC	2,011	6.972,74 €	10,2	2		> 3		1x PCI-Prozedur: z. B. Ballon
F19C	Andere transluminale Intervention an Herz, Aorta und Lungengefäßen ohne äußerst schwere CC, Alter > 17 Jahre	1,913	6.632,95 €	4,7	1	> 17			1 × PCI-Prozedur: z. B. Ballon + Spasmolyse oder Thrombaspiration
F19B	Andere transluminale Intervention an Herz, Aorta und Lungengefäßen ohne äußerst schwere CC oder Radiofrequenzablation über A. renalis, Alter < 18 Jahre	1,738	6.026,17 €	2,7	1	<16 / <18			1 × PCI-Prozedur: z. B. Ballon + Spasmolyse oder Thrombaspiration
F24B	Perkutane Koronarangioplastie mit komplexer Diagnose und hochkomplexer Intervention on oder mit Angioplastie, Alter > 15 Jahre, ohne äußerst schwere CC	1,729	5.994,96 €	6,5	1	k.A. / > 15		AMI, VTs, Kammerflimmern/-flattern, HOCM, Herzinsuffizienz, Herzstillstand	3x komplexe PCI-Prozeduren: z. B. 3x DE-Stents

DRG	Kardiologische DRGs 2018 Bezeichnung	Perkutane Interventionen				Bedingungen			
		RG	Erlös[a]	mWVD	uGVWD	Alter	PCCL	Diagnose	Prozedur
F52B	Perkutane Koronarangioplastie mit komplexer Diagnose, ohne äußerst schwere CC oder mit intrakoronarer Brachytherapie oder bestimmte Intervention	1,371	4.753,67 €	5,6	1			AMI, VTs, Kammerflimmern/-flattern, HOCM, Herzinsuffizienz, Herzstillstand	1 × PCI-Prozedur: z. B. Ballon
F56B	Perkutane Koronarangioplastie mit hochkomplexer Intervention, ohne bestimmte hochkomplexe Intervention oder ohne äußerst schwere CC oder Kryoplastie	1,238	4.292,52 €	4	1				3 × komplexe PCI-Prozeduren: z. B. **3 × DE-Stents**
F58B	Perkutane Koronarangioplastie ohne äußerst schwere CC	0,954	3.307,80 €	3,5	1				1 × PCI-Prozedur: z. B. Ballon

[a] in Euro, bei einem Bundesbasisfallwert von 3.467,30 €

RG Relativgewicht
mWVD mittlere Verweildauer
uGVWD erster Tag mit Abschlag bei unterer Grenzverweildauer
PCCL Grad der Schwere der Nebendiagnosen

21 Stentimplantation und medikamentenfreisetzender Ballon

Jeder implantierte Stent wird gemäß P005 grundsätzlich verschlüsselt. Zusätzlich hat die SEG-4 in ihrer Kodierempfehlung 354 angegeben, dass auch nicht platzierbare Stents mitgezählt werden. Darauf wird im Kapitel 26 (unterbrochene Operationen) genauer eingegangen.

Seit 2009 ist die Zählweise bei mehrzeitigen Eingriffen definiert: Stents unterschiedlicher Sitzungen werden nicht zu einer Gesamtanzahl aufsummiert, sondern *„die Prozedurenkodierung soll, wo es möglich ist, den Aufwand widerspiegeln, und daher sind allgemein multiple Prozeduren so oft zu kodieren, wie sie während der Behandlungsphase durchgeführt wurden"*. [DKR P005].

Der Gebrauch des „sonstigen" Schlüssels .KX oder .MX sollte vermieden werden, da es keinen vorstellbaren Grund zum Gebrauch dieser Schlüssel gibt. Zum einen sollte die Anzahl der implantierten Stents der kodierenden Person immer bekannt sein, zum anderen können alle vorhandenen Stenttypen auch spezifisch verschlüsselt werden.

21.1 Stenttypen

Als kardiale Stents stehen neben dem nicht medikamentenfreisetzenden (oder „bare-metal", BMS) Stent, dem medikamentenfreisetzenden (oder „drug-eluting", DES) Stent und dem OPD-Stentsystem noch der beschichtete Stent, der Bifurkationsstent und der gecoverte Stent (Stent-Graft) zur Verfügung. 2013 kam noch der medikamentenfreisetzende bioresorbierbare Stent (8-83d.0) und 2014 die selbstexpandierenden medikamentenfreisetzenden (8-83d.2) und nicht-medikamentenfreisetzenden (8-83d.1) Stents hinzu. Für alle Typen stehen dabei unterschiedliche OPS zur Verfügung, die sich hinsichtlich Detailschärfe unterscheiden. Während bei den BMS, DES und beschichteten Stents die Anzahl der implantierten Stents über den OPS erfasst wird, muss man beim gecoverten oder Bifurkationsstent für jeden einzelnen korrekt implantierten Stent einen eigenen Prozedurenschlüssel angeben. OPD werden dabei seit 2014 über die „Bifurkationsstents" erfasst. Die jeweiligen Wirkstoffe der DES bzw. beschichteten Stents werden über Zusatz-OPS (8-83b.0* bzw. 8-83b.e*) verschlüsselt, die Art des verwendeten bioresorbierbaren Stents über die Zusatz-OPS 8-83b.m*.

Seit 2014 definiert sich die „hochkomplexe" Intervention über mindestens 3 medikamentenfreisetzende Stents oder einen Bifurkationsstent. Der radioaktive Koronarstent wurde bereits 2008 ersatzlos gestrichen.

OPS:

8-837.k Einlegen eines nicht medikamenten-freisetzenden Stents
.k3 2 Stents in eine Koronararterie
.k4 2 Stents in mehrere Koronararterien
.k5 3 Stents in eine Koronararterie
.k6 3 Stents in mehrere Koronararterien
.k7 4 Stents in eine Koronararterie
.k8 4 Stents in mehrere Koronararterien
.k9 5 Stents in eine Koronararterie
.ka 5 Stents in mehrere Koronararterien
.kb mindestens 6 Stents in eine Koronararterie
.kc mindestens 6 Stents in mehrere Koronararterien
.kx Sonstige

8-837.m Einlegen eines medikamentenfreisetzenden Stents
.m0 ein Stent in eine Koronararterie
.m1 2 Stents in eine Koronararterie
.m2 2 Stents in mehrere Koronararterien
.m3 3 Stents in eine Koronararterie
.m4 3 Stents in mehrere Koronararterien
.m5 4 Stents in eine Koronararterie

.m6 4 Stents in mehrere Koronararterien
.m7 5 Stents in eine Koronararterie
.m8 5 Stents in mehrere Koronararterien
.m9 Mindestens 6 Stents in eine Koronararterie
.ma Mindestens 6 Stents in mehrere Koronararterien
.mx Sonstige

8-837.p   Einlegen eines nicht medikamenten-freisetzenden gecoverten Stents (Stent-Graft)
8-837.u   Einlegen eines nicht medikamenten-freisetzenden Bifurkationsstents
8-837.v   Einlegen eines medikamentenfreisetzenden Bifurkationsstents

8-837.w   Einlegen eines beschichteten Stents
.w0 Ein Stent in eine Koronararterie
.w1 2 Stents in eine Koronararterie
.w2 2 Stents in mehrere Koronararterien
.w3 3 Stents in eine Koronararterie
.w4 3 Stents in mehrere Koronararterien
.w5 4 Stents in eine Koronararterie
.w6 4 Stents in mehrere Koronararterien
.w7 5 Stents in eine Koronararterie
.w8 5 Stents in mehrere Koronararterien
.w9 Mindestens 6 Stents in eine Koronararterie
.wa Mindestens 6 Stents in mehrere Koronararterien
.wx Sonstige

8-83d.0   Einlegen eines medikamentenfreisetzenden bioresorbierbaren Stents
Inkl.: Bypassgefäß
Hinw.: Die Art der medikamentenfreisetzenden Stents ist gesondert zu kodieren (8-83b.0 ff.)

.00 Ein bioresorbierbarer Stent in eine Koronararterien

.01 Mindestens 2 bioresorbierbare Stents in eine Koronararterien

.02 Mindestens 2 bioresorbierbare Stents in mehrere Koronararterien

.03 Mindestens 3 bioresorbierbare Stents in eine Koronararterien

.04 Mindestens 3 bioresorbierbare Stents in mehrere Koronararterien

.05 Mindestens 4 bioresorbierbare Stents in eine Koronararterien

.06 Mindestens 4 bioresorbierbare Stents in mehrere Koronararterien

.07 Mindestens 5 bioresorbierbare Stents in eine Koronararterien

.08 Mindestens 5 bioresorbierbare Stents in mehrere Koronararterien

.09 Mindestens 6 bioresorbierbare Stents in eine Koronararterien

.0a Mindestens 6 bioresorbierbare Stents in mehrere Koronararterien

8-83d.1 Einlegen eines nicht medikamentenfreisetzenden selbstexpandierenden Stents
Inkl.: Bypassgefäß
Exkl.: Einlegen eines nicht medikamentenfrei-setzenden Bifurkationsstents (8-837.u)

.10 Ein selbstexpandierender Stent in eine Koronararterie

.11 2 selbstexpandierende Stents in eine Koronararterie

.12 2 selbstexpandierende Stents in mehrere Koronar-arterien

.13 3 selbstexpandierende Stents in eine Koronararterie

.14 3 selbstexpandierende Stents in mehrere Koronar-arterien

.15 4 selbstexpandierende Stents in eine Koronararterie

.16 4 selbstexpandierende Stents in mehrere Koronar-arterien

.17 5 selbstexpandierende Stents in eine Koronararterie

.18 5 selbstexpandierende Stents in mehrere Koronararterien

.19 Mindestens 6 selbstexpandierende Stents in eine Koronararterie

.1a Mindestens 6 selbstexpandierende Stents in mehrere Koronararterien

8-83d.2 Einlegen eines medikamentenfreisetzenden selbstexpandierenden Stents

Inkl.: Bypassgefäß

Exkl.: Einlegen eines medikamentenfreisetzenden Bifurkationsstents (8-837.v)

Hinw.: Die Art der medikamentenfreisetzenden Stents ist gesondert zu kodieren (8-83b.0 ff.)

.20 Ein selbstexpandierender Stent in eine Koronararterie

.21 2 selbstexpandierende Stents in eine Koronararterie

.22 2 selbstexpandierende Stents in mehrere Koronararterien

.23 3 selbstexpandierende Stents in eine Koronararterie

.24 3 selbstexpandierende Stents in mehrere Koronararterien

.25 4 selbstexpandierende Stents in eine Koronararterie

.26 4 selbstexpandierende Stents in mehrere Koronararterien

.27 5 selbstexpandierende Stents in eine Koronararterie

.28 5 selbstexpandierende Stents in mehrere Koronararterien

.29 Mindestens 6 selbstexpandierende Stents in eine Koronararterie

.2a Mindestens 6 selbstexpandierende Stents in mehrere Koronararterien

21.2 Wirkstoff und Grundgerüst der Stents

Durch das DIMDI-FAQ Nr. 8037 wurde der Unterschied zwischen einem Metallstent mit biologisch abbaubarem Polymer und einem bioresorbierbaren Stent/Scaffold klargestellt. Gleiches regelt seit 2015 der Hinweis zur 8-83d.0 (bioresorbierbare Scaffolds). Bei beiden Stenttypen wird stets zusätzlich zu der Anzahl der Stents auch der Wirkstoff kodiert. Der Zusatz-Kode aus der Gruppe 8-83b.0- wird dazu entsprechend dem Hinweis der 8-83b.0- pro implantiertem Stent angegeben, also auch mehrmals in einem Fall. Diese Kodierung ist auch 2018 nicht splitrelevant, jedoch wird es am Ende des Jahres möglich sein, Statistiken über die Anzahl der verwendeten Stents für jedes Haus zu ermitteln. Da 2009 ein bewertetes ZE (ZE 101) eingeführt wurde, ist der Erlös bei allen DE-Stents identisch (siehe auch Kap. 28). Darüber hinaus wird seit 2018 die Art der verwendeten bioresorbierbaren Stents zwischen Polymer-basierten und metallischen Stents unterschieden.

8-83b.0- Art der medikamentenfreisetzenden Stents oder OPD-Systeme
   .00 ABT-578-(Zotarolimus-)freisetzend mit Polymer
   .01 Biolimus-A9-freisetzend mit Polymer
   .03 Paclitaxel-freisetzend ohne Polymer
   .05 Paclitaxel-freisetzend mit biologisch abbaubarer Polymerbeschichtung
   .06 Paclitaxel-freisetzend mit sonstigem Polymer
   .07 Sirolimus-freisetzend ohne Polymer
   .08 Sirolimus-freisetzend mit Polymer
   .09 Tacrolimus-freisetzend
   .0a Pimecrolimus-freisetzend mit biologisch abbaubarer Polymerbeschichtung
   .0b Everolimus-freisetzend mit biologisch abbaubarer Polymerbeschichtung
   .0c Everolimus-freisetzend mit sonstigem Polymer
   .0d Novolimus-freisetzend mit biologisch abbaubarer Polymerbeschichtung
   .0e Novolimus-freisetzend mit sonstigem Polymer
   .0f Biolimus-A9-freisetzende ohne Polymer
   .0x Sonstige

8-83b.m Art der verwendeten bioresorbierbaren Stents

8-83b.m0 Polymer-basiert
8-83b.m1 Metallisch
8-83b.mx Sonstige

Eine Übersicht über häufige in Deutschland verwendete Stentty-pen gibt diese Tabelle wieder:

Stentname	Schlüssel	Wirkstoff und Polymer
Absorb	.0c	Everolimus - bioresorbierbares Gefäßgerüst
Achieve	.03	Paclitaxel ohne Polymer
Axxion	.03	Paclitaxel ohne Polymer
BioMatrix (Flex)	.01	Biolimus-A9 mit Polymer *
Coroflex Please	.06	Paclitaxel-freisetzende Stents mit sonstigem Polymer
CoStar	.05	Paclitaxel mit biologisch abbaubarem Polymer
Cypher (Select)	.08	Sirolimus mit Polymer
DESolve	.0e	Novolimus – boiresorbierbares Gefäßgerüst (PLLA-basiert)
Endeavor (Sprint)	.00	ABT 578 (Zotarolimus) mit Polymer
Janus	.09	Tacrolimus
Nevo	.08	Sirolimus mit Polymer
Nobori	.01	Biolimus-A9 mit Polymer
Orsiro	.08	Sirolimus mit Polymer
Pico Elite	.06	Paclitaxel mit sonstigem Polymer
PROMUS (Element)	.0c	Everolimus
Resolute (Integrity)	.00	Zotarolimus mit Polymer
Synergy	.0b	Everolimus mit biologisch abbaubaren Polymer (PLGA)
Stentys	.06	Paclitaxel mit sonstigem Polymer
TAXUS (Nir/ Express/ Element/ Liberte)	.04	Paclitaxel mit SIBS

Stentname	Schlüssel	Wirkstoff und Polymer
XIENCE (V/nano/ PRIME)	.0c	Everolimus
Yukon (Chrome/ choice 4)	.07	Sirolimus ohne Polymer

* genau genommen ist „Biomatrix" ein Biolimus-freisetzender Stent mit biologisch abbaubarem Polymer. Da diese Besonderheit bislang nur für Pimecrolimus im Schlüssel berücksichtigt wird, muss behelfsweise über die 8-83b.01 verschlüsselt werden.

21.3 Medikamentenfreisetzender Ballon

Der koronare DE-Ballon ist 2018 ein bepreistes ZE (ZE136). Für den DE-Ballon wird die 8-83b.b- verwandt und die Anzahl von bis zu 4 Ballons an 6. Stelle angegeben.

Das bedeutet für die Kodierung:
8-83b.b* Art des verwendeten Ballons
.b6   Ein medikamentenfreisetzender Ballon an Koronargefäßen
.b7   Zwei medikamentenfreisetzende Ballons an Koronargefäßen
.b8   Drei medikamentenfreisetzende Ballons an Koronargefäßen
.b9   Vier und mehr medikamentenfreisetzende Ballons an Koronargefäßen

21.4 Stents in der Anamnese

Will man das Vorliegen eines schon implantierten Stents dokumentieren, so wird dieser gemäß DKR 0901 mittels Z95.5 verschlüsselt. Eine Beeinflussung des Patientenmanagements als Voraussetzung zur Kodierung einer Nebendiagnose muss dabei aber erfüllt und dokumentiert sein [DKR 0901].

ICD:

Z95.5   Vorhandensein eines Implantates oder Transplantates
         nach koronarer Gefäßplastik

21.5 Stentverschlussprophylaxe

Die nach Stent-Implantation notwendige Verschlussprophylaxe
wird mittels eines Z-Kodes dokumentiert; der Gebrauch des Kodes
darf aber erst während des ersten stationären Aufenthaltes nach
der Stentimplantation erfolgen. Die Erstgabe selbst kann nicht mittels des Kodes für die Dauertherapie verschlüsselt werden.

Kommt es zu Blutungen unter Antikoagulanzien, wird dies mit
D68.3- zusätzlich zur eigentlichen Blutung verschlüsselt [MDK
23, 114, 274 FoKA Z-002].

Eine behandlungsrelevante Clopidogrel- oder Aspirin-Resistenz
kann mangels spezifischer Kodes nur mittels des Resteschlüssels
D68.8 verschlüsselt werden.

ICD:

Z92.1   Dauertherapie (gegenwärtig) mit Antikoagulanzien in
         der Eigenanamnese
Z92.2   Dauertherapie (gegenwärtig) mit anderen Arznei-
         mitteln in der Eigenanamnese (z. B. Aspirin)
D68.3-   Hämorrhagische Diathese durch Antikoagulanzien
         und Antikörper
D68.8   Sonstige Koagulopathie: Clopidogrel-/Aspirin-
         Resistenz

21.6 Stentverschluss

Der akute Stentverschluss sollte mittels seiner Ausprägung kodiert werden, also z. B. einem akuten Myokardinfarkt, da diese Kodierung immer spezifischer als ein Komplikationskode aus

dem T-Bereich ist. Erst wenn kein Symptom oder sonstige Ausprägung des Stentverschlusses vorliegt, kann man diesen mittels T82.8 verschlüsseln. Eine KHK durch einen nicht akut stenosierten Stent lässt sich seit 2007 auch kodieren.

ICD:

T82.8	Sonstige näher bezeichnete Komplikationen durch Prothesen, Implantate oder Transplantate im Herzen und in den Gefäßen
I25.16	Atherosklerotische Herzkrankheit mit stenosierten Stents

21.7 Beispielfälle Stentimplantation

Grund der Aufnahme	Haupt-diagnose	Neben-diagnose	Prozedur	DRG
Implantation von 2 bare-metal-Stents während einer Sitzung in eine Koronararterie	I25.1-		8-837.k3	F58-
Implantation von 2 bare-metal-Stents während zweier Sitzungen in zwei Koronararterien während eines stationären Falles	I25.1-		8-837.k0, 8-837.k0	F58-
Implantation von 2 Stent-Grafts in einer Sitzung	I25.1-		8-837.p, 8-837.p	F58-
Akuter Stentverschluss mit Myokardischämie (pos. Troponin)	I21.-	Z95.5 T82.8		F60-

ICD:

I25.1-	Atherosklerotische Herzkrankheit
I21.-	Akuter Myokardinfarkt
T82.8	Sonstige näher bezeichnete Komplikationen durch Prothesen, Implantate oder Transplantate im Herzen und in den Gefäßen

OPS:

8-837.k0 Einlegen eines nicht medikamentenfreisetzenden
          Stents: ein Stent in eine Koronararterie

8-837.k3 Einlegen eines nicht medikamentenfreisetzenden
          Stents, 2 Stents in eine Koronararterie

8-837.p   Perkutan-transluminale Gefäßintervention an Herz
          und Koronargefäßen, Einlegen eines nicht medika-
          mentenfreisetzenden gecoverten Stents (Stent-Graft)

DRG:

F58-   Perkutane Koronarangioplastie

F60-   Akuter Myokardinfarkt ohne invasive kardiologische
          Diagnostik

22 Elektrophysiologische Untersuchungen

Die elektrophysiologischen Untersuchungen (EPU) unterteilen sich grundsätzlich in zwei Gruppen: die kathetergestützten (1-265.-) und die nicht kathetergestützten (1-266.-) EPUs.

22.1 Kathetergestützte EPU

Als Besonderheit innerhalb der OPS-Klassifikation richtet sich die Auswahl der kathetergestützten EPU-Prozeduren nach der mittels ICD-10-Kode verschlüsselten Diagnose. 2013 wurde der Hinweis dahin gekürzt, dass die Kodierung entsprechend deutschen und internationalen Leitlinien anhand der vorliegenden Diagnose erfolgt. Die Beschränkung auf einen Kode pro stationären Aufenthalt wurde entfernt.

Die in der Tabelle zu den jeweiligen OPS aufgeführten ICD-Kodes stellen nur häufig benutzte Vorschläge dar und sind in keinem Fall abschließend zu sehen:

OPS	kathetergestützte EPU	ICD
1-265.0	Störung der Sinusknoten-funktion	I49.5 Sick-Sinus-Syndrom
1-265.1	Störung der AV-Über-leitung	I45.8 AV-Leitungsstörung
		I45.6 anomale AV-Erregungs-leitung
		I45.6 beschleunigte AV-Erre-gungsleitung
		I45.6 akzessorische AV-Erre-gungsleitung
1-265.3	intraventrikulärer Leitungsstörung	I45.4 anomale intraventrikl. Erregungsausbreitung
		I45.6 anomale intraventriku-läre Erregungsleitung

OPS	kathetergestützte EPU	ICD
1-265.4	bei Tachykardien mit schmalem QRS	I47.1 supraventrikuläre Tachykardie
1-265.5	bei WPW-Syndrom [MDK 272]	I45.6 WPW-Syndrom
1-265.6	bei Tachykardien mit breitem QRS	I47.2 ventrikuläre Tachykardie
1-265.7	bei nicht anhaltenden Kammertachykardien und/oder ventrikl. Extrasystolen	I47.2 nicht anhaltende ventrikuläre Tachykardie
		I49.3 Ventrikuläre Extrasystolen
1-265.8	bei Synkopen unklarer Genese	R55 Synkope und Kollaps
1-265.9	bei Z. n. Herz-Kreislauf-Stillstand	I46.0 Herzstillstand mit erfolgreicher Reanimation
1-265.a	nach kurativer Therapie eines angeborenen Herzfehlers	
1-265.b	nach palliativer Therapie eines angeborenen Herzfehlers	
1-265.d	bei Z. n. Herztransplantation	Z94.1 Z. n. Herztransplantation (nicht als HD!)
1-265.e	bei Vorhofflimmern	I48.0-.2 (Vorhofflimmern)
1-265.f	bei Vorhofflattern	I48.3-.4 (Vorhofflattern)
1-265.x	bei sonstiger Diagnose	

22.2 Nicht kathetergestützte EPU

Die Kodierung der nicht kathetergestützten EPU ist deutlich einfacher: Hier wird nur die Indikation zur Durchführung unterschieden. Die EPU bei einem implantierten Aggregat schließt dessen Programmierung der Flüssigkeitsschwelle und Messung des Lungenwassers ein, sowie die Induktion von Vorhofflimmern zur

Testung eines Schrittmachers und die Bestimmung der Defibrillationsschwelle eines ICDs.

OPS:

1-266.-	nicht kathetergestützte EPU
1-266.0	bei implantiertem Schrittmacher
1-266.1	bei implantiertem Kardioverter/Defibrillator (ICD)
1-266.2	Kipptisch-Untersuchung zur Abklärung von Synkopen
1-266.3	Medikamentöser Provokationstest (zur Erkennung von Arrhythmien)

22.3 Beispielfälle EPU

Grund der Aufnahme	Haupt-diagnose	Neben-diagnose	Prozedur	DRG
Synkope unklarer Genese mit kathetergestützter EPU und Kipptisch-Untersuchung	R55		1-265.8, 1-266.2	F49-
Ajmalin-Provokationstest	R00.2		1-266.3	F71-

ICD:

R55	Synkope und Kollaps
R00.2	Palpitationen

OPS:

1-265.8	kathetergestützte EPU bei Synkopen unklarer Genese
1-266.2	Kipptisch-Untersuchung zur Abklärung von Synkopen
1-266.3	Medikamentöser Provokationstest (zur Erkennung von Arrhythmien)

DRG:

F49-	Invasive kardiologische Diagnostik außer bei akutem Myokardinfarkt
F71-	Nicht schwere kardiale Arrhythmie und Erregungsleitungsstörungen

23 Mapping und Ablationen

Alle Ablationen gruppieren in die F50. Splitrelevant sind die transseptale Punktion, ein 3D-Mappingverfahren und die ggf. gleichzeitige Implantation eines Event-Rekorders.

23.1 Kardiales Mapping

Die Prozeduren des Mappings richten sich ausschließlich nach dem Ort der Durchführung, bei ausgedehntem Mapping können mehrere Kodes gleichzeitig kodiert werden.

OPS:
1-268.0   Rechter Vorhof
1-268.1   Linker Vorhof
1-268.2   Gemeinsamer Vorhof
1-268.3   Rechter Ventrikel
1-268.4   Linker Ventrikel
1-268.5   funktionell/morphologisch univentrikuläres Herz

23.2 Ablationen

2018 sind die OPS für Ablationen komplett überarbeitet worden. Allgemein befinden sich die Ablationskodes (8-835.--) im Kapitel der Maßnahmen für den Blutkreislauf, durch die eingeschobene Gruppe der perkutan-transluminalen Gefäßinterventionen getrennt von den PCI-Kodes. Innerhalb der 8-835 gibt es nun Schlüssel für das Verfahren und eine größere Zahl von Zusatzkodes, um bestimmte Merkmale hervorzuheben. Die Hinweise der 8-835 regeln explizit, dass folgende Prozeduren stets über einen Zusatzkode erfasst werden:
- kathetergestützte elektrophysiologische Untersuchung des Herzens (1-265)
- transseptale Punktion des Herzens (1-274)
- Die Anwendung eines Navigationssystems (8-990)

Ansonsten werden Methode und Zusatzmerkmale über die fünfte Stelle kodiert und an sechster Stelle die Lokalisation. Ein möglicher perkutaner epikardialer Zugang für eine Ablation wird über die 8-835.f verschlüsselt. Bezüglich Lokalisation kann seit 2013 die isolierte Pulmonalvenenablation (vs. PVI & linker Vorhof) gesondert angegeben werden. Die Frage der Zugehörigkeit eines Verfahrens zu den 3D-Mappingverfahren ist durch das DIMDI in einem FAQ geklärt worden:

(FAQ Nr. 8030: http://www.dimdi.de/static/de/klassi/faq/ops/kapitel_8/faq_8030.htm_319159480.htm)

Zitat: *„Unter den ,dreidimensionalen Mappingverfahren' in den OPS-Kodes 8-835.8 und 8-835.d werden dreidimensionale, elektroanatomische Mappingverfahren verstanden.*

Das bedeutet, dass diese Systeme sowohl eine 3D-anatomische Darstellung als auch eine 3D-Darstellung der elektrischen Aktivierung (z. B. Aktivierungsmaps, Voltage Maps, Impedence Maps, Contact Force Maps, CFAE-Maps) erlauben und diese Darstellungen aufeinander abbilden. Dies ist z. B. bei den als Inklusiva aufgeführten Systemen (CARTO-System, EnSite Array, EnSite NavX, EPLogix, Rhythmia) der Fall.

Bei Mappingverfahren, die lediglich zur anatomischen Orientierung im Raum dienen und nicht über die oben beschriebenen Möglichkeiten der 3D-Darstellung der elektrischen Aktivierung verfügen, handelt es sich nicht um elektroanatomische Mappingverfahren und somit nicht um dreidimensionale Mappingverfahren im Sinne der OPS-Kodes 8-835.8 bzw. 8-835.d."

OPS-Methode:
8-835.2- Konventionelle Radiofrequenzablation
8-835.3- Gekühlte Radiofrequenzablation
8-835.4- Ablation mit anderen Energiequellen: z. B. Ultraschall, Mikrowelle, Laser
8-835.a- Kryoablation
8-835.b- Bipolare phasenverschobene Radiofrequenzablation

Lokalisation:

8-835.-0 Rechter Vorhof, inkl. Hohlvenen/Vena cava und Koronarsinus

8-835.-1 AV-Knoten

8-835.-2 Rechter Ventrikel

8-835.-3 Linker Vorhof
(Hinw.: Dieser Kode ist auch für die Ablation an den Pulmonalvenen mit weiteren punktförmigen oder linearen Ablationen im Bereich des Septums und/oder des übrigen linken Vorhofes zu verwenden)

8-835.-4 Linker Ventrikel

8-835.-5 Pulmonalvenen
(Hinw.: Mit diesem Kode ist die isolierte Ablation an den Pulmonalvenen zu verschlüsseln)

Zusatzmerkmale:

8-835.8 Ablation mit Hilfe dreidimensionaler Mappingverfahren, elektroanatomischer
Inkl.: CARTO-System, EnSite Array, EnSite NavX, EPLogix, Rhythmia

8-835.9 Konventionelle Radiofrequenzablation mit Drahtgeflechtkatheter an den Pulmonalvenen (MESH-Radiofrequenzablation)

8-835.e Anwendung einer endovaskulären endoskopischen Steuerung

8-835.f Perkutaner epikardialer Zugang für eine Ablation

8-835.g Anwendung rotordetektierender, elektroanatomischer Mappingverfahren

8-835.h Messung des Anpressdrucks

8-835.j Anwendung hochauflösender, multipolarer, dreidimensionaler, elektroanatomischer Kontaktmappingverfahren
Inkl.: IntellaMap Orion, PentaRay, Ensite HD Grid

8-990 Anwendung eines Navigationssystems
Inkl.: Remote Navigation

23.3 Ablations-DRGs

Der Gruppierungsalgorithmus der vier Stufen der Ablations-DRG F50- lautet wie folgt: Eine beliebige Ablation bedingt zunächst die DRG F50D. Eine Ablation mit transseptaler Linksherz-Katheteruntersuchung oder bestimmter Ablation (z. B. Kryoablation im linken Vorhof) führt in die F50C und eine Ablation mit 3D-Mappingverfahren (außer AV-Knoten) bzw. der Pulmonalvenen (ohne transseptale Punktion) in die F50B. Die F50A wird 2018 auf vier Wegen erreicht: durch die zusätzliche Anwendung eines 3D-Mappingverfahrens bei Ablation im linken Vorhof oder an den Pulmonalvenen, durch die zusätzliche Implantation eines Ereignisrekorders, durch die Kombination einer konventionellen oder biplar/phasenverschobenen Ablation im linken Ventrikel mit einer transseptalen Punktion oder durch die Kombination einer transseptalen Punktion mit einer der folgenden Ablationsformen: Kryoablation an linkem Vorhof, linkem Ventrikel oder Pulmonalvenen, gekühlte Radiofrequenzablation im linken Ventrikel oder eine Ablation mit anderen Energiequellen im linken Ventrikel.

Die allgemein splitrelevanten transseptalen Linksherz-Katheteruntersuchungen sind die OPS 1-274.0 bis 1-274.4 und die allgemein splitrelevanten 3D-Mappingverfahren sind nur solche, welche über den OPS 8-835.8 erfasst werden. Spezifisch für die F50A relevant sind noch die 5-377.8 (Implantation eines Ereignisrekorders) und auch 2018 gruppiert die bipolare/phasengesteuerte Radiofrequenzablation im linken Vorhof oder an den Pulmonalvenen direkt in die DRG F50A.

23.4 Beispielfälle Ablationen

Grund der Aufnahme	Haupt-diagnose	Neben-diagnose	Prozedur	DRG
Kryo-Ablation linker Vorhof			8-835.a3	F50C
Ablation mit Hilfe dreidimensionaler, elektroanatomischer Mappingverfahren bei Tachyarrhythmie, rechter Ventrikel			8-835.22 8-835.8	F50B
Konventionelle Radiofrequenzablation rechter Vorhof mit kathetergestützter EPU bei Z. n. HTX		Z94.1	8-835.20 1-265.d	F50D

ICD:

Z94.1   Z. n. Herztransplantation

OPS:

8-835.a3 Ablative Maßnahmen bei Tachyarrhythmie: Kryoablation: Linker Vorhof

8-835.8   Ablative Maßnahmen bei Herzrhythmusstörungen: Anwendung dreidimensionaler, elektroanatomischer Mappingverfahren

8-835.20 konventionelle Radiofrequenzablation rechter Vorhof

8-835.22 konventionelle Radiofrequenzablation rechter Ventrikel

1-265.d   kathetergestützte EPU bei Z. n. Herztranplantation

DRG:

F50D   Ablative Maßnahmen bei Tachyarrhythmie ohne komplexe Ablation, Alter > 15 Jahre, ohne Implantation eines Ereignisrekorders, ohne transseptale Linksherz-Katheteruntersuchung, ohne bestimmte Ablation

F50C   Ablative Maßnahmen bei Tachyarrhythmie ohne komplexe Ablation, Alter > 15 Jahre, ohne Implantation eines Ereignisrekorders, mit transseptaler Linksherz-Katheteruntersuchung oder mit bestimmter Ablation

F50B   Ablative Maßnahmen bei Tachyarrhythmie mit komplexer Ablation oder Alter < 16 Jahre, ohne komplexe Ablation im linken Vorhof, ohne hochkomplexe Ablation, ohne Implantation eines Ereignisrekorders

23.5 Übersicht Kodierung Elektrophysiologie-DRGs

Folgende Tabelle gibt eine schnelle Übersicht, mit welchen Bedingungen welche Ablations-DRG erreicht wird.

	Kardiologische DRGs 2018	Elektrophysiologie				Bedingungen					Prozedur
DRG	Bezeichnung	RG	Erlös*	mVWD	uGVWD	Alter < 16 Jahre	trans-septal	3D-Map-ping	sonst. Abl.	Event-rekorder	
F50A	Ablative Maßnahmen bei Tachyarrhythmie mit komplexer Ablation im linken Vorhof oder hochkomplexer Ablation oder Implantation eines Ereignisrekorders	2,564	8.890,16 €	3,9	1		X	X	X	X	Ablation mit 3D-Mapping li. Vorhof 8-835.83 (oder bestimmte Ablation li. Ventrikel mit transseptaler Abl. oder 3D-Mapping) oder Abl. + Eventrekorder: 5-377.8
F50B	Ablative Maßnahmen bei Tachyarrhythmie mit komplexer Ablation oder Alter < 16 Jahre, ohne komplexe Ablation im linken Vorhof, ohne hochkomplexe Ablation, ohne Implantation eines Ereignisrekorders	2	6.934,60 €	4,2	1	X		X			Ablation mit 3D-Mapping 8-835.8-

Kardiologische DRGs 2018		Elektrophysiologie				Bedingungen					Prozedur
DRG	Bezeichnung	RG	Erlös*	mWWD	uGVWD	Alter < 16 Jahre	trans-septal	3D-Map-ping	sonst. Abl.	Event-rekorder	
F50C	Ablative Maßnahmen bei Tachyarrhythmie ohne komplexe Ablation, Alter > 15 Jahre, ohne Implantation eines Ereignisrekorders, mit transseptaler Linksherz-Katheteruntersuchung oder mit bestimmter Ablation	1,659	5.752,25 €	3,5	1		X		X		transseptale Ablation (8-835.* + 1-274.*) oder bestimmte Ablation (z. B. Kryo im li. Vorhof)
F50D	Ablative Maßnahmen bei Tachyarrhythmie ohne komplexe Ablation, Alter > 15 Jahre, ohne Implantation eines Ereignisrekorders, ohne transseptale Linksherz-Katheteruntersuchung, ohne bestimmte Ablation	1,358	4.708,59 €	3,6	1						Ablation: 8-835.*

* in Euro, bei einem Bundesbasisfallwert von 3467,30 €
RG   Relativgewicht
mVWD   mittlere Verweildauer
uGVWD   erster Tag mit Abschlag bei unterer Grenzverweildauer
PCCL   Grad der Schwere der Nebendiagnosen

24 Herzschrittmacher/Defibrilla toren/sonstige Devices

2018 erfolgten nur sehr geringe Umbauten – den CCM-Schrittmacher betreffend – in diesem Kapitel.

24.1 Aggregatimplantation

Alle Neu- bzw. Erstimplantationen verschlüsseln über die 5-377 (Implantation eines Herzschrittmachers, Defibrillators oder Ereignis-Rekorders). Die fünfte Stelle gibt den Aggregattyp an. Die OPS zur Angabe zusätzlicher Funktionen werden zusätzlich zum Aggregattyp verschlüsselt. Die Sonden sind bei den Schlüsseln .0 bis .8 schon eingeschlossen. Die offen chirurgische isolierte epikardiale oder epithorakale Sondenimplantation wird über 5-377.c- und die endovaskuläre Sondenimplantation über die 5-377.g kodiert. Zusatzfunktionen der Aggregate werden über eigene OPS zusätzlich zur Implantation verschlüsselt. Es gibt OPS für Fernüberwachungsfunktionen (5-377.d) und Mess- bzw. Stimulationsfunktionen (5-377.f- bzw. 5-377.h-). Defibrillatoren mit subkutaner Elektrode haben einen eigenen OPS (5-377.j). Bei der Auswahl des zu kodierenden Aggregates spielt nicht die letzendlich implantierte Sondenanzahl die entscheidende Rolle, sondern die primär beabsichtigte Operation: gelingt es z. B. bei einem CRT-D nur 2 von 3 Sonden zu implantieren, so ist gemäß MDK-Kodierempfehlung 360 trotzdem der Kode für einen 3-Kammer-ICD zu kodieren, kombiniert mit dem Abbruchskode 5-995 [MDK 360, DKR P004].

OPS:

5-377.1 Schrittmacher, Einkammersystem
5-377.2 Schrittmacher, Zweikammersystem, mit einer Schrittmachersonde
5-377.3- Schrittmacher, Zweikammersystem, mit zwei Schrittmachersonden
    .30 Ohne antitachykarde Stimulation
    .31 Mit antitachykarder Stimulation

5-377.4   Schrittmacher, biventrikuläre Stimulation
          [Dreikammersystem] [MDK-360]
    .40   Ohne Vorhofelektrode
    .41   Mit Vorhofelektrode
8-83d.3   Implantation eines intrakardialen Pulsgenerators

5-377.5- Defibrillator mit Einkammer-Stimulation
    .50   Ohne atriale Detektion
    .51   Mit atriale Detektion
5-377.6   Defibrillator mit Zweikammer-Stimulation
5-377.7   Defibrillator mit biventrikulärer Stimulation
    .70   Ohne Vorhofelektrode
    .71   Mit Vorhofelektrode

5-377.b   System zur nichtinvasiven Überwachung von
          Abstoßungsreaktionen nach Herztransplantation,
          Inkl.: intramyokardiales Elektrogramm (IMEG)
5-377.j   Defibrillator mit subkutaner Elektrode

Isolierte Sondenimplantation:

Epikardiale Sondenimplantation [MDK 451]:
5-377.c   Isolierte Sondenimplantation, offen chirurgisch
    .c0   Epikardial, linksventrikulär
    .c1   Epikardial, rechtsventrikulär
    .c2   Epithorakal

5-377.g- Isolierte Sondenimplantation, endovaskulär
    .g0   Linksventrikulär
    .g1   Rechtsventrikulär
    .g2   Rechtsatrial

Zusätzlich zu kodieren sind:
5-377.d   Verwendung von Herzschrittmachern, Defibrillatoren
          oder Ereignis-Rekorders mit automatischem Fernüber-
          wachungssystem

Hinw.: Dieser Kode ist ein Zusatzkode. Die Implantation oder der Wechsel eines Herzschrittmachers, Defibrillators oder Ereignis-Rekorders sind gesondert zu kodieren

5-377.f Verwendung von Defibrillatoren mit zusätzlicher Mess- oder Stimulationsfunktion

Hinw.: Diese Kodes sind Zusatzkodes. Die Implantation oder der Wechsel eines Defibrillators sind gesondert zu kodieren

.f0 Mit zusätzlicher Messfunktion für das Lungenwasser

.f1 Mit zusätzlichem Drucksensor zur nichtinvasive Messung des rechtsventrikulären Druckes
Inkl.: Messung des Lungenwassers

.f2 Mit zusätzlicher Messfunktion für die Kontraktiltät des Herzmuskels

.f3 Mit zusätzlicher Funktion zum Monitoring der ST-Strecke

.f4 Mit quadripolarer Stimulationsfunktion

5-377.h0 Verwendung von Herzschrittmachern mit zusätzlicher Messfunktion, mit zusätzlicher Messfunktion für das Lungenwasser

5-934 Verwendung MRT-fähigem Material:

.0 Herzschrittmacher

.1 Defibrillator

.2 Ereignis-Rekorder

24.2 Überprüfung/Vorhandensein eines Aggregates

Die Überprüfung der Funktionsfähigkeit (1-266.0) eines neu implantierten Aggregates wird routinemäßig noch im gleichen stationären Aufenthalt wie die Implantation durchgeführt. Daher kann diese Maßnahme auch gemäß DKR 0911 nicht zusätzlich kodiert werden.

Erst wenn der Patient ein weiteres Mal stationär aufgenommen und sein Aggregat kontrolliert wird, ist die Überprüfung zu kodieren. Das Vorhandensein eines Aggregates wird in diesem Fall auch kodiert (Z95.0).

ICD:

Z95.0   Vorhandensein eines kardialen elektronischen Gerä-
        tes:
        Herzschrittmacher
        Kardialer Resynchronisationstherapie-Defibrillator
        Kardialer Resynchronisationstherapie-Schrittmacher
        Kardiodefibrillator

OPS:

1-266.0   Elektrophysiologische Untersuchung des Herzens,
          nicht kathetergestützt, bei implantiertem Schritt-
          macher, inkl. der Induktion von Vorhofflimmern zur
          Testung, Reprogrammierung sowie der Messung und
          Programmierung der Flüssigkeitsschwelle
1-266.1   Elektrophysiologische Untersuchung des Herzens,
          nicht kathetergestützt, bei implantiertem Kardiover-
          ter/Defibrillator (ICD), inkl. der Messung und Program-
          mierung der Flüssigkeitsschwelle

24.3 Aggregatentfernung

Die Schlüssel zur Aggregatentfernung finden sich in der Sam-
mel-Gruppe (5-378.--) zu Entfernung, Wechsel und Korrektur von
Herzschrittmacher und Defibrillatoren. An sechster, also letzter
Stelle wird der Typ des neuen Aggregates verschlüsselt, an fünfter Stelle die Information, welcher Eingriff durchgeführt wurde.

Übersicht Systemtyp **sechste** Stelle für Entfernung, Wechsel und
Korrektur:

5-378.-0   Schrittmacher, n. n. b.
5-378.-1   Schrittmacher, Einkammersystem
5-378.-2   Schrittmacher, Zweikammersystem
8-83d.4   Entfernung eines intrakardialen Pulsgenerators
5-378.-5   Defibrillator, Zweikammer-Stimulation

5-378.-7   Ereignisrekorder

5-378.-a Schrittmacher, biventrikuläre Stimulation [Dreikammersystem], ohne Vorhofelektrode

5-378.-b Schrittmacher, biventrikuläre Stimulation [Dreikammersystem], mit Vorhofelektrode

5-378.-c Defibrillator mit Einkammer-Stimulation, ohne atriale Detektion

5-378.-d Defibrillator mit Einkammer-Stimulation, mit atriale Detektion

5-378.-e Defibrillator mit biventrikulärer Stimulation, ohne Vorhofelektrode

5-378.-f Defibrillator mit biventrikulärer Stimulation, mit Vorhofelektrode

5-378.-g Defibrillator mit subkutaner Elektrode

OPS:

5-378.0- Aggregatentfernung

5-378.2- Aggregat- und Sondenentfernung

5-378.1   Sondenentfernung
Hinw.: Die Sondenentfernung mit Laser und die Sondenentfernung mit sonstiger technischer Unterstützung sind gesondert zu kodieren (5-378.a ff.)

.18 Schrittmacher

.19 Defibrillator

.1a Synchronisationssystem

5-378.a   Zusatzinformation für die Sondenentfernung
Hinw.: Diese Kodes sind Zusatzkodes. Sie dürfen nur gemeinsam mit den Kodes aus 5-378.1, 5-378.2, 5-378.6 und 5-378.7 verwendet werden

.a0 Einsatz eines Excimer-Lasers

.a2 Einsatz eines elektrochirurgischen Dissektionsgerätes

.a3 Einsatz einer mechanischen, kontrolliert drehenden Extraktionsschleuse

.a4 Einsatz von 1 intraluminalen expandierenden Extraktionshilfe

.a5 Einsatz von 2 intraluminalen expandierenden Extraktionshilfen

.a6 Einsatz von 3 oder mehr intraluminalen expandierenden Extraktionshilfen

.ax Einsatz sonstiger technischer Unterstützung

24.4 Aggregatwechsel

Der Aggregatwechsel bei Batterieermüdung, in der EOL- (= end
of life) oder ERI- (= elective replacement indicator) Phase eines Aggregates stellt keine Komplikation dar, sondern ist bereits
bei Implantation voraussehbar. Deshalb kommt hier auch kein
T-Kode zum Gebrauch, sondern Z45.0- wird als Hauptdiagnose
verschlüsselt.

Erst die Funktionsstörung, Funktionsverlust und Dislokation eines
Schrittmacherteils stellen Komplikationen dar (T82.1). Davon getrennt zu betrachten, sind Komplikationen durch Infektionen nach
der Implantation (T82.7). Sonstige Komplikationen auf Grund eines Aggregates werden mit der Restklasse T82.8 verschlüsselt.

Wird ein temporärer gegen einen permanenten Schrittmacher
ausgetauscht, so wird gemäß DKR 0911 in diesem Fall nicht der
OPS-Kode für den Wechsel, sondern der Kode für die Erstimplan-
tation benutzt [DKR 0911].

Wird bei einem einzeitigen (aber zweiseitigen) Eingriff auf einer
Seite ein Aggregat entfernt und auf einer anderen ein neues Aggregat implantiert, so ist jedoch nicht der Kode für den Wechsel
zu kodieren, sondern zwei Kodes für Entfernung und Neuimplan-
tation, um den deutlichen höheren Aufwand korrekt abzubilden.

ICD:

Z45.0-	Anpassung und Handhabung eines kardialen (elektronischen) Gerätes Kontrolle und Prüfung eines kardialen (elektronischen) Gerätes
Z45.00	Anpassung und Handhabung eines implantierten Herzschrittmachers
Z45.01	Anpassung und Handhabung eines implantierten Kardiodefibrillators
T82.1	Mechanische Komplikation durch ein kardiales elektronisches Gerät
T82.7	Infektion und entzündliche Reaktion durch sonstige Geräte, Implantate oder Transplantate im Herzen und in den Gefäßen
T82.8	Sonstige näher bezeichnete Komplikationen durch Prothesen, Implantate oder Transplantate im Herzen und in den Gefäßen

Übersicht Systemtyp **sechste** Stelle für Entfernung, Wechsel und Korrektur siehe Kapitel 24.3.

OPS:

5-378.5-	Aggregatwechsel
5-378.6-	Aggregat- und Sondenwechsel
5-378.7-	Sondenwechsel
5-378.a	Zusatzinformation für die Sondenentfernung Hinw.: Diese Kodes sind Zusatzkodes. Sie dürfen nur gemeinsam mit den Kodes aus 5-378.1, 5-378.2, 5-378.6 und 5-378.7 verwendet werden
.a0	Einsatz eines Excimer-Lasers
.a2	Einsatz eines elektrochirurgischen Dissektionsgerätes
.a3	Einsatz einer mechanischen, kontrolliert drehenden Extraktionsschleuse

24.5 Korrekturen

Die Art der Korrektur wird (wie schon Wechsel oder Entfernung) an der fünften Stelle verschlüsselt, während an sechster Stelle die Typen des neuen Aggregats nach dem bekannten Schema kodiert werden (s. Kapitel 24.3). Für die fünfte Stelle ergeben sich folgende Möglichkeiten:

OPS:
5-378.3- Sondenkorrektur
5-378.4- Lagekorrektur des Aggregates
5-378.8- Kupplungskorrektur

24.6 Systemumstellung

Systemumstellung bedeutet, dass mit dem Wechsel des Aggregats gleichzeitig auch der Aggregattyp geändert wird. Es gibt jeweils einen eigenen OPS-Schlüssel, je nachdem, ob das alte Aggregat ein Schrittmacher war (5-378.b-) oder ein ICD (5-377.c-). Folgende Schlüssel gibt es:

5-378.b- Systemumstellung Herzschrittmacher auf Herzschrittmacher oder Defibrillator
   .b0 Herzschrittmacher, Einkammersystem auf Herzschrittmacher, Zweikammersystem
   .b1 Herzschrittmacher, Einkammersystem auf Herzschrittmacher, biventrikuläre Stimulation [Dreikammersystem], ohne Vorhofelektrode
   .b2 Herzschrittmacher, Einkammersystem auf Herzschrittmacher, biventrikuläre Stimulation [Dreikammersystem], mit Vorhofelektrode
   .b3 Herzschrittmacher, Zweikammersystem auf Herzschrittmacher, Einkammersystem
   .b4 Herzschrittmacher, Zweikammersystem auf Herzschrittmacher, biventrikuläre Stimulation [Dreikammersystem], ohne Vorhofelektrode

.b5 Herzschrittmacher, Zweikammersystem auf Herzschrittmacher, biventrikuläre Stimulation [Dreikammersystem], mit Vorhofelektrode

.b6 Herzschrittmacher, biventrikuläre Stimulation [Dreikammersystem] auf Herzschrittmacher, Einkammersystem

.b7 Herzschrittmacher, biventrikuläre Stimulation [Dreikammersystem] auf Herzschrittmacher, Zweikammersystem

.b8 Herzschrittmacher auf Defibrillator mit Einkammer-Stimulation, ohne atriale Detektion

.b9 Herzschrittmacher auf Defibrillator mit Einkammer-Stimulation, mit atriale Detektion

.ba Herzschrittmacher auf Defibrillator mit Zweikammer-Stimulation

.bb Herzschrittmacher auf Defibrillator mit biventrikulärer Stimulation, ohne Vorhofelektrode

.bc Herzschrittmacher auf Defibrillator mit biventrikulärer Stimulation, mit Vorhofelektrode

.bd Herzschrittmacher auf Defibrillator mit subkutaner Elektrode

.bx Sonstige

5-378.c- Systemumstellung Defibrillator auf Defibrillator oder Herzschrittmacher

.c0 Defibrillator mit Einkammer-Stimulation auf Defibrillator mit Zweikammer-Stimulation

.c1 Defibrillator mit Einkammer-Stimulation auf Defibrillator mit biventrikulärer Stimulation, ohne Vorhofelektrode

.c2 Defibrillator mit Einkammer-Stimulation auf Defibrillator mit biventrikulärer Stimulation, mit Vorhofelektrode

.c3 Defibrillator mit Zweikammer-Stimulation auf Defibrillator mit Einkammer-Stimulation, ohne atriale Detektion

.c4 Defibrillator mit Zweikammer-Stimulation auf Defibrillator mit Einkammer-Stimulation, mit atriale Detektion

.c5 Defibrillator mit Zweikammer-Stimulation auf Defibrillator mit biventrikulärer Stimulation, ohne Vorhofelektrode

.c6 Defibrillator mit Zweikammer-Stimulation auf Defibrillator mit biventrikulärer Stimulation, mit Vorhofelektrode

.c7 Defibrillator mit biventrikulärer Stimulation auf Defibrillator mit Einkammer-Stimulation, ohne atriale Detektion

.c8 Defibrillator mit biventrikulärer Stimulation auf Defibrillator mit Einkammer-Stimulation, mit atriale Detektion

.c9 Defibrillator mit biventrikulärer Stimulation auf Defibrillator mit Zweikammer-Stimulation

.ca Defibrillator auf Herzschrittmacher, Einkammersystem

.cb Defibrillator auf Herzschrittmacher, Zweikammersystem

.cc Defibrillator auf Herzschrittmacher, biventrikuläre Stimulation [Dreikammersystem], ohne Vorhofelektrode

.cd Defibrillator auf Herzschrittmacher, biventrikuläre Stimulation [Dreikammersystem], mit Vorhofelektrode

.ce Defibrillator auf Defibrillator mit subkutaner Elektrode

.cf Defibrillator mit subkutaner Elektrode auf Defibrillator mit Einkammer-Stimulation, ohne atriale Detektion

.cg Defibrillator mit subkutaner Elektrode auf Defibrillator mit Einkammer-Stimulation, mit atrialer Detektion

.ch Defibrillator mit subkutaner Elektrode auf Defibrillator mit Zweikammer-Stimulation

.cj Defibrillator mit subkutaner Elektrode auf Defibrillator mit biventrikulärer Stimulation, ohne Vorhofelektrode

.ck Defibrillator mit subkutaner Elektrode auf Defibrillator mit biventrikulärer Stimulation, mit Vorhofelektrode

.c0 Sonstige

24.7 Temporärer Herzschrittmacher/Elektroden

Alle Maßnahmen zur temporären Stimulation des Herzryhthmus werden in genau zwei OPS zusammengefasst – einen für die externe und einen für die interne Stimulation.

Die perioperative Stimulation wird nur verschlüsselt, wenn sie bei einer Operation üblicherweise nicht durchgeführt wird.

Gemäß DKR 0908 wird die Implantation temporärer Schrittmacherelektroden während einer Bypassoperation als Routinebestandteil nicht kodiert.

OPS:

8-641	Temporäre externe elektrische Stimulation des Herzrhythmus
8-642	Temporäre interne elektrische Stimulation des Herzrhythmus
8-643	Elektrische Stimulation des Herzrhythmus, intraoperativ

24.8 Ereignisrekorder

Die Kodes für den Umgang mit einem Ereignisrekorders sind überschaubar. Neben der Im- und Explantation gibt es noch einige Schlüssel für den Wechsel bzw. die Korrektur. Während 1-Kammerschrittmacher primär in die F12I gehen, gehen Ereignisrekorder in die F12H.

OPS:

5-377.8	Implantation eines Ereignisrekorders
5-378.07	Entfernung eines Ereignisrekorders
5-378.47	Lagekorrektur eines Ereignisrekorders
5-378.57	Aggregatwechsel eines Ereignisrekorders
5-378.67	Aggregat- und Sondenwechsel eines Ereignisrekorders
5-378.87	Kupplungskorrektur eines Ereignisrekorders

24.9 Elektrodenlose Herzstimulation

Das sogenannte „leadless pacing", also die kardiale Stimulation über ein implantiertes Geräte, das ohne Elektroden auskommt, kann seit 2015 spezifisch über zwei neue OPS-Kodes verschlüsselt werden:

8-83d.3   Implantation eines intrakardialen Pulsgenerators
8-83d.4   Entfernung eines intrakardialen Pulsgenerators

24.10 Kardiale Kontraktionsmodulation (CCM)

Für die Systeme zur kardialen Kontraktionsmodulation (CCM) gibt es eigene Schlüssel:

5-379.8   Implantation, Wechsel oder Revision eines myokard-modulierenden Systems [CCM]
5-379.80 Implantation oder Wechsel eines Systems mit Vorhofelektrode
5-379.81 Revision eines Systems mit Vorhofelektrode
5-379.82 Implantation oder Wechsel eines Systems ohne Vorhofelektrode
5-379.83 Revision eines Systems ohne Vorhofelektrode

24.11 Beispielfälle Herzschrittmacher/Defibrillatoren

Grund der Aufnahme	Haupt-diagnose	Neben-diagnose	Prozedur	DRG
Implantation eines Einkammer-Herzschritt-machers			5-377.1	F12I
Systemumstellung eines Zweikammer-Herzschrittmachers auf ein Defibrillator mit Zweikammer-Stimu-lation		Z95.0	5-378.ba	F01E
Entfernung eines Event-rekorders			5-378.07	F18D
Aggregatwechsel eines Dreikammer-Herzschrittmachers bei Batterieermüdung	Z45.00		5-378.5b	F17A

ICD:

Z45.00   Anpassung und Handhabung eines kardialen (elektro-nischen) Gerätes: implantierter Herzschrittmacher

Z95.0   Vorhandensein eines kardialen elektronischen Gerätes

OPS:

5-377.1   Implantation: Schrittmacher, Einkammersystem

5-378.ba   Systemumstellung: Herzschrittmacher auf Defibrillator mit Zweikammer-Stimulation

5-378.07   Entfernung eines Ereignisrekorders

5-378.5b   Aggregatwechsel: Schrittmacher, Dreikammersystem mit Vorhofelektrode

DRG:

F12I   Implantation eines Herzschrittmachers, Ein-Kammer-system, ohne invasive kardiologische Diagnostik bei bestimmten Eingriffen, Alter > 15 Jahre, ohne Implan-tation eines Ereignisrekorders

F01E   Implantation Kardioverter / Defibrillator (AICD), Zwei-Kammer-Stimulation oder aufwendige Sondenentfernung oder Implantation eines Drucksensors in die Pulmonalarterie

F18D   Revision eines Herzschrittmachers oder Kardioverters / Defibrillators (AICD) ohne Aggregatwechsel, Alter > 15 Jahre, ohne äußerst schwere CC, ohne aufwendige Sondenentfernung, ohne komplexen Eingriff

F17A   Wechsel eines Herzschrittmachers, Mehrkammersystem oder Alter < 16 Jahre

24.12 Übersicht Kodierung Herzschrittmacher und Defibrillatoren

Folgende Tabelle gibt eine schnelle Übersicht, mit welchen Bedingungen welche Herzschrittmacher und Defibrillatoren-DRGs erreicht werden.

	Herzschrittmacher- und Defibrillator-DRGs 2018	Herzschrittmacher und Defibrillatoren				Bedingungen									
DRG	Bezeichnung	RG	Erlös*	mVWD	uGVWD	Alter	PCCL	HSM	Defi	LCP	CCM	ER	I	W	R
F01A	Implantation Kardioverter / Defibrillator (AICD), Drei-Kammer-Stimulation oder Defibrillator mit kompliz. Faktoren oder myokardstimulierendes System oder aufwendige Sondenentf. mit kompliz. Faktoren oder Zwei-Kammer-Stimulation mit kompliz. Faktoren	6,424	22.273,94 €	14,8	4				3		X		X		
F01B	Implantation Kardioverter / Defibrillator (AICD), Zwei-Kammer-Stimulation mit komplizierenden Faktoren oder neurologische Komplexbehandlung des akuten Schlaganfalls mehr als 24 Stunden mit komplizierenden Faktoren	5,554	19.257,38 €	14,4	<				2				X		
F01D	Implantation Kardioverter / Defibrillator (AICD), Ein-Kammer-Stimulation, mit zusätzlichem Herz- od. Gefäßeingriff od. intensmed. Kompl. > 392 / 368 / - Aufwandspunkte	4,627	16.043,20 €	14,4	4		> 3		1 bzw. 2				X		

Herzschrittmacher- und Defibrillator-DRGs 2018		Herzschrittmacher und Defibrillatoren				Bedingungen									
DRG	Bezeichnung	RG	Erlös*	mVWD	uGVWD	Alter	PCCL	HSM	Defi	LCP	CCM	ER	I	W	R
F01E	Implantation Kardioverter / Defibrillator (AICD), Ein-Kammer-Stimulation, ohne zusätzlichen Herz- od. Gefäßeingriff, oder Zwei-Kammer-Stimulation, ohne kompliz. Fakt, ohne IntK > 392 / 368 / - Punkte, mit äuß. schw. CC oder best. Sondenentfernung	3,382	11.726,41 €	6,5	1				2				X		
F12A	Implantation eines Herzschrittmachers, Drei-Kammersystem mit äuß. schw. CC oder ablativ. Maßnahmen oder PTCA oder mit aufwendiger Sondenentfernung mit kompliz. Faktoren oder mit Revision eines Herzschrittm. oder AICD ohne Aggregatw. mit kompliz. Faktoren	4,198	14.555,73 €	13,6	4		> 3	3					X		
F01C	Implantation Kardioverter / Defibrillator (AICD), Drei-Kammer-Stimulation oder Defibrillator mit subkutaner Elektrode, ohne komplizierende Faktoren	4,201	14.566,13 €	6,7	1				3				X		

Herzschrittmacher- und Defibrillator-DRGs 2018		Herzschrittmacher und Defibrillatoren				Bedingungen									
DRG	Bezeichnung	RG	Erlös*	mVWD	uGVWD	Alter	PCCL	HSM	Defi	LCP	CCM	ER	I	W	R
F12C	Implantation eines Herzschrittmachers, Alter < 16 Jahre	2,783	9.649,50 €	5,1	1	< 16		2				X	X		
F01F	Implantation Kardioverter / Defibrillator (AICD), Ein-Kammer-Stimulation, ohne zusätzlichen Herz- oder Gefäßeingriff, ohne IntK > 392 / 368 / - Aufwandspunkte, ohne äußerst schwere CC, ohne aufw. Sondenentfernung, ohne Implantation eines Drucksensors	2,809	9.739,65 €	5,5	1				1				X		
F18A	Revision eines Herzschrittmachers oder Kardioverters / Defibrillators (AICD) ohne Aggregatwechsel, Alter < 16 Jahre oder mit äußerst schweren CC, mit komplexem Eingriff oder mit aufwendiger Sondenentfernung	3,695	12811,6735	13	3	< 16	> 3								X

		Herzschrittmacher und Defibrillatoren				Bedingungen										
Herzschrittmacher- und Defibrillator-DRGs 2018		RG	Erlös*	mVWD	uGWD	Alter	PCCL	HSM	Defi	LCP	CCM	ER	I	W	R
DRG	Bezeichnung														
F02A	Aggregatwechsel eines Kardioverters / Defibrillators (AICD), Zwei- oder Drei-Kammer-Stimulation	2,793	9.684,17 €	3,5	1				2-3					X	
F12B	Implantation eines Herzschrittmachers, Drei-Kammersystem ohne äußerst schwere CC, ohne ablative Maßnahme, ohne PTCA oder Implantation eines Herzschrittmachers ohne aufwendige Sondenentfernung mit komplizierenden Faktoren	2,642	9.160,61 €	6,3	1			3					X		
F12D	Implantation eines Herzschrittmachers, Zwei-Kammersystem, Alter > 15 Jahre, mit komplexem Eingriff	2,837	9.836,73 €	10,3	2	> 15		2					X		

Herzschrittmacher- und Defibrillator-DRGs 2018		Herzschrittmacher und Defibrillatoren				Bedingungen									
DRG	Bezeichnung	RG	Erlös*	mVWD	uGVWD	Alter	PCCL	HSM	Defi	LCP	CCM	ER	I	W	R
F12E	Implantation eines Herzschrittmachers, Zwei-Kammersystem, ohne kompl. Eingr., Alter > 15 Jahre, mit äußerst schweren CC oder isolierter offen chirurgischer Sondenimplantation oder aufwendiger Sondenentfernung	2,743	9.510,80 €	13,4	3	> 15	> 3	2					X		
F02B	Aggregatwechsel eines Kardioverters / Defibrillators (AICD), Ein-Kammer-Stimulation	2,23	7.732,08 €	3,2	1				1					X	
F12F	Implantation eines Herzschrittmachers, Ein-Kammersystem, Alter > 15 Jahre, mit invasiver kardiologischer Diagnostik bei bestimmten Eingriffen	2,137	7.409,62 €	8,9	2	> 15		1					X		
F58A	Perkutane Koronarangioplastie mit äußerst schweren CC	2,011	6.972,74 €	10,2	2		> 3			X					

Herzschrittmacher- und Defibrillator-DRGs 2018		Herzschrittmacher und Defibrillatoren				Bedingungen										
DRG	Bezeichnung	RG	Erlös*	mVWD	uGVWD	Alter	PCCL	HSM	Defi	LCP	CCM	ER	I	W	R
F18B	Revision Herzschrittmacher od. Kardioverter / Defibrillator (AICD) oh. Aggregatw., Alt. < 16 J. od. mit äuß. schw. CC, oh. kompl. Eingr., oh. aufwend. Sondenentf. od. Alt. > 15 J., oh. äuß. schw. CC mit kompl. Eingr., mit intralum. exp. Extraktionshilfe	2,633	9.129,40 €	12,8	3	< 16/ > 15	> 3								X
F12H	Implantation eines Herzschrittmachers, Ein-Kammersystem, ohne invasive kardiologische Diagnostik bei bestimmten Eingriffen, Alter > 15 Jahre, mit Implantation eines Ereignisrekorders	1,442	4.999,85 €	5,4	1	> 15		1				X	X		
F12G	Implantation eines Herzschrittmachers, Zwei-Kammersystem, ohne komplexen Eingriff, Alter > 15 Jahre, ohne äußerst schwere CC, ohne isolierte offen chirurgische Sondenimplantation, ohne aufwendige Sondenentfernung	1,52	5.270,30 €	5,9	1	> 15		2					X		

Herzschrittmacher- und Defibrillator-DRGs 2018		Herzschrittmacher und Defibrillatoren				Bedingungen									
DRG	Bezeichnung	RG	Erlös*	mVWD	uGVWD	Alter	PCCL	HSM	Defi	LCP	CCM	ER	I	W	R
F12I	Implantation eines Herzschrittmachers, Ein-Kammersystem, ohne invasive kardiologische Diagnostik bei bestimmten Eingriffen, Alter > 15 Jahre, ohne Implantation eines Ereignisrekorders	1,412	4.895,83 €	7,3	1	> 15		1					X		
F18C	Revision eines Herzschrittmachers oder Kardioverters / Defibrillators (AICD) ohne Aggregatwechsel, Alter > 15 Jahre, ohne äußerst schwere CC, ohne aufwendige Sondenentfernung, mit komplexem Eingriff, ohne intraluminale expandierende Extraktionshilfe	1,322	4.583,77 €	5,1	1	>15									X
F17A	Wechsel eines Herzschrittmachers, Mehrkammersystem oder Alter < 16 Jahre	0,922	3.196,85 €	3	1	< 16		2-3						X	
F75C	Andere Krankheiten des Kreislaufsystems ohne äußerst schwere CC oder ein Belegungstag, Alter > 9 Jahre und Alter < 18 Jahre	0,99	3.432,63 €	5,4	1										

169

Herzschrittmacher- und Defibrillator-DRGs 2018		Herzschrittmacher und Defibrillatoren				Bedingungen									
DRG	Bezeichnung	RG	Erlös*	mWWD	uGVWD	Alter	PCCL	HSM	Defi	LCP	CCM	ER	I	W	R
F58B	Perkutane Koronarangioplastie ohne äußerst schwere CC	0,954	3.307,80 €	3,5	1					X					
F17B	Wechsel eines Herzschrittmachers, Einkammersystem, Alter > 15 Jahre	0,815	2.825,85 €	3,2	1	> 15		1				X		X	
F18D	Revision eines Herzschrittmachers oder Kardioverters / Defibrillators (AICD) ohne Aggregatwechsel, Alter > 15 Jahre, ohne äußerst schwere CC, ohne aufwendige Sondenentfernung, ohne komplexen Eingriff	0,727	2.520,73 €	3,5	1	> 15									X

* in Euro, bei einem Bundesbasisfallwert von 3.467,30 €
RG Relativgewicht
mWWD mittlere Verweildauer
uGVWD erster Tag mit Abschlag bei unterer Grenzverweildauer
PCCL Grad der Schwere der Nebendiagnosen
3, 2, 1 Dreikammer-, Zweikammer-, Einkammer-Aggregate
HSM Herzschrittmacher

Defi Defibrillator
LCP Elektrodenlose Herzstimulation (leadless cardiac pacing)
ER Ereignisrekorder
CCM myokardmodulierendes System
I Implantation
W Wechsel
R Revision

25 Minimalinvasive/interventionelle Eingriffe an Herzklappen

In Rekordzeit wurde 2010 aus dem NUB für die Aortenklappen eine eigene DRG und auch andere Verfahren werden zunehmend differenzierter. Diese Entwicklung spiegelt sich auch in den Verschlüsselungsmöglichkeiten wieder. Alle Eingriffe werden über die 5-35a.* (minimalinvasive Operationen an Herzklappen) verschlüsselt. Die TEE ist im Kode enthalten. Seit 2015 ist für die transapikalen Aortenklappen die Verwendung eines Zugangs- und Verschlusssystems anzugeben und seit 2016 kann man für die Mitralklappen einen transapikalen Zugang erfassen. Zusätzlich erfolgte der Hinweis, dass die intraoperative Anwendung eines Embolieprotektionssystems gesondert über die 5-399.e zu kodieren ist. 2018 liegt das Augenmerk erneut bei Umbauten zur Erfassung der Mitralklappeninterventionen.

25.1 Aortenklappe

Für den Eingriff an der Aortenklappe (die sogenannten Transkatheter AortenValve-Implantation= TAVI) entscheidet der Zugang über den Schlüssel:

5-35a.00 Implantation eines Aortenklappenersatzes

5-35a.01 Transapikal, ohne Verwendung eines perkutanen apikalen Zugangs- und Verschlusssystems

5-53a.02 Transapikal, mit Verwendung eines perkutanen apikalen Zugangs- und Verschlusssystems

5-35a.03 Endovaskulär, mit primär ballonexpandierbarem Implantat

5-35a.04 Endovaskulär, mit primär selbstexpandierendem Implantat

Die F98 ist in drei DRG gesplittet: die transapikalen Klappen gruppieren in die F98A und die transfemoralen Klappen in die F98B.

25.2 Pulmonalklappe

Hier gibt es nur einen Schlüssel:

5-35a.1   Endovaskuläre Implantation eines Pulmonal-
           klappenersatzes

der – wie schon die Aortenklappe – Teil einiger Komplex-Tabellen ist, selbst aber in die F98B führt.

25.3 Mitralklappe

Für die Mitralklappe stehen für die Implantation eines Klappenersatzes und die minimalinvasiven Verfahren jeweils eigene OPS-Schlüssel zur Verfügung.

25.3.1 Mitralklappenersatz

Hier gibt es für den endovaskulären Ersatz und die transapikalen Verfahren insgesamt 3 Schlüssel:

5-35a.3-   Implantation eines Mitralklappenersatzes
5-35a.30   endovaskulär
5-35a.31   Transapikal, ohne Verwendung eines perkutanen
           apikalen Zugangs- und Verschlusssystems
5-35a.32   Transapikal, mit Verwendung eines perkutanen apikalen Zugangs- und Verschlusssystems

Die transapikalen Verfahren gruppieren in die F98A, die endovaskulären in die F98B (nur unter besonderen Bedingungen F98A).

25.3.2 Mitralklappenkonstruktion

Hier sind seit 2018 alle Verfahren versammelt, welche früher über verschieden Schlüssel gestreut waren:

5-35a.4-v Mitralklappenrekonstruktion

   .40 Mitralklappensegelplastik, transarteriell
       Inkl.: Transarterielle ventrikuläre Mitralklappenrekonstruktion

   .41 Mitralklappensegelplastik, transvenös
       Inkl.: Transvenöse Clip-Rekonstruktion der Mitralklappe
       Hinw.: Die Anzahl der Clips ist gesondert zu kodieren (5-35a.6 ff.)

   .42 Mitralklappensegelplastik, transapikal
       Inkl.: Implantation von Neochordae (PTFE)

   .43 Mitralklappenanuloplastik, transarteriell
       Ink.: Mitralklappenanulorrhaphie mit Naht

   .44 Mitralklappenanuloplastik, transvenös
       Inkl.: Mitralklappenanulorrhaphie mit Band

   .45 Mitralklappenanuloplastik, über den Koronarsinus
       Inkl.: Mitralklappenanulorrhaphie mit Spange

5-35a.6   Anzahl der Clips bei einer transvenösen Mitralklappenrekonstruktion (Zusatzkodes)

   .60 1 Clip
   .61 2 Clips
   .62 3 Clips
   .63 4 Clips
   .64 5 oder mehr Clips

Nur der OPS für den MitraClip (5-35a.41) mündet in die F98C – alle anderen gehen primär in die F19C.

25.4 Trikuspidalklappe

Wie schon bei der Pulmonalklappe, gibt es auch für die Trikuspidalklappe nur einen Kode:

5-35a.5   Endovaskuläre Trikuspidalklappenrekonstruktion

Dieser OPS mündet ebenfalls in die F98C.

25.5 Sonstige Verfahren

Für alle anderen, hier nicht explizit aufgeführten Verfahren an egal welchen Klappen gibt es grundsätzlich noch 2 OPS-Kodes:

5-35a.x   minimalinvasive Operationen an Herzklappen: Sonstige

5-35a.y   minimalinvasive Operationen an Herzklappen: N. n. bez.

wobei die Primärkodierung der 5-35a.y eigentlich sinnlos ist, denn wenn Sie selbst nicht wissen, was genau Sie da gerade gemacht haben (= „nicht näher bezeichnet"), dann sollten Sie es besser lassen.

26   Unterbrochene Operationen

DKR P004 beschreibt das Prozedere bei unterbrochenen oder nicht vollendeten Prozeduren. Diese DKR wurde 2007 angepasst, so dass sie sich nicht nur auf chirurgische, sondern auf alle Prozeduren bezieht. Hier herrscht schlicht Dissens mit dem MDK, der auch nach der Aktualisierung vom 15.1.2015 eine Kodierbarkeit nur für Operationen sieht [MDK 112/354].

Von den in der Kodierregel geschilderten fünf Möglichkeiten zur Kodierung einer unterbrochenen Operation sind nur drei auf die Kardiologie anwendbar. Da es weder Schlüssel für misslungene Prozeduren in der Gruppe 8-837.-, noch laparoskopische/endoskopische Verfahren gibt, fallen die ersten beiden Punkte weg. Übrig bleiben noch folgende drei Konstellationen [DKR P004]:

- Lässt sich die Teilleistung kodieren, so wird nur die Teilleistung kodiert.
- Ist die Leistung nahezu vollständig erbracht, wird sie ohne zusätzliche Angabe von 5-995 kodiert.
- In allen anderen Fällen wird die geplante aber nicht komplett durchgeführte Prozedur mit dem Zusatz 5-995 verschlüsselt.

Im Rahmen einer Koronarangiographie/PCI lässt nur der OPS für einen Linksherzkatheter (1-275.*) eine Unterscheidung in einzelne Teilleistungen zu, bei Ablationen sind Teilleistungen nur im Sinne der Teilaspekte der komplexen Prozeduren (Mapping, transseptale Punktion, etc.) vorhanden und bei den Aggregaten kann man sich durch die Kodes für Ein-/Ausbau und isolierte Sondenimplantation helfen.

Lediglich für die abgebrochene PCI hat die SEG-4 explizit in der Kodierempfehlung 354 Stellung bezogen. Diese lautet: „Gemäß DKR P004, Punkt 4 ist die Prozedur nahezu vollständig erbracht und wird daher ohne Zusatzkode 5-995 kodiert. Die Angabe des Schlüssels 5-995 Vorzeitiger Abbruch einer Operation (Eingriff nicht komplett durchgeführt) scheidet hier auch deshalb aus, da keine

Operation, sondern eine Maßnahme aus Kapitel 8 (Nichtoperative therapeutische Maßnahmen) durchgeführt wurde." Zwischen FoKA und MDK herrscht an dieser Stelle nur Dissens bezüglich der Menge der ggf. anzugebenden Materialkodes für DE-Stents.

26.1 Beispielfälle unterbrochene Operationen

Grund der Aufnahme	Haupt-diagnose	Neben-diagnose	Prozedur	DRG
1-GE KHK, Koronarien dargestellt, jedoch Ballon nicht zur Stenose vorschiebbar	I25.11		1-275.0, 8-837.00,	F58-
1-GE KHK, Koronarien dargestellt, erfolgreiche Ballon-Angioplastie der Stenose, Stent jedoch nicht platzierbar	I25.11		1-275.0, 8-837.00, 8-837.k0	F58-
1-GE KHK, Koronarien dargestellt, erfolgreiche Ballon-Angioplastie LAD, Stent platziert	I25.11		1-275.0, 8-837.00, 8-837.k0	F58-

ICD:

I25.11   Atherosklerotische Herzkrankheit, Ein-Gefäß-Erkrankung

OPS:

1-275.0   Transarterielle Linksherz-Katheteruntersuchung, Koronarangiographie ohne weitere Maßnahmen

8-837.00 Perkutan-transluminale Angioplastie (Ballon) an Koronargefäßen, eine Koronararterie

8-837.k0 Einlegen eines nicht medikamentenfreisetzenden Stents, ein Stent in eine Koronararterie

DRG:

F58-   Perkutane Koronarangioplastie

27 Prozeduren, die nur einmal verwendet werden dürfen

Es gibt eine genaue Liste [DKR P005], die aufführt, welche Prozedurenschlüssel nur einmal pro stationären Aufenthalt verwendet werden dürfen. Seit 2013 ist die kathetergestützte EPU nicht mehr dabei. Derzeit fallen darunter z. B.:

OPS:

1-844	diagnostische Pleurapunktion
8-152.1	therapeutische Pleurapunktion
1-853.2	diagnostische Aszitespunktion
8-153	therapeutische Aszitespunktion
8-390	Lagerungsbehandlung
8-63-	Elektrostimulation
8-65	Elektrotherapie
8-700	Offenhalten der oberen Atemwege
8-800	Transfusion von Vollblut, EKs und TKs
8-802	Transfusion von Leukozyten
8-81	Transfusion von Plasma, Plasmabestandteilen und Infusion von Volumenersatzmitteln
8-92 bis 8-93	Patientenmonitoring

Beatmung und Transfusionen müssen am Ende eines Aufenthaltes immer zusammenaddiert werden und werden daher in jedem Fall immer nur mit einem Schlüssel angegeben [DKR P005].

28   NUBs und Zusatzentgelte

28.1 NUB 2018

Auch 2018 bietet die Finanzierung gemäß § 6 (2) des Krankenhausentgeltgesetzes (KHEntgG) eine Möglichkeit die Kosten für teure und innovative Maßnahmen erstattet zu bekommen. Die Deadline zur notwendigen Anmeldung endet grundsätzlich immer im Vorjahr (am 31.10.). Da jedes Haus die NUBs einzeln und für sich beantragen muss, um sie erbringen zu können, soll hier nur auf die Veröffentlichung auf der Webseite des InEK (www.g-drg.de) verwiesen werden, die traditionell zum Ende des Januars erfolgt.

28.2 Integration NUB in das DRG-System

Für 2018 wurde kein für die Ang/KardKardiologie relevanter NUB in ein ZE überführt.

28.3 ZE

Grundsätzlich gibt es bepreiste (siehe Anlagen 2/5 des Fallpauschalenkatalogs) und unbepreiste (siehe Anlagen 4/6 des Fallpauschalenkatalogs) Zusatzentgelte (ZE) – wobei speziell für die Blutgerinnungsstörungen die Anlage 7 mit den definierenden ICD-10 Kodes existiert. Während für bepreiste ZE der finanzielle Erlös geregelt ist, muss für unbepreiste ZE jedes Krankenhaus das Entgelt selbst mit den Kostenträgern, sprich Krankenkassen verhandeln. Während das ZE130 (Hochaufwändige Pflege von Erwachsenen) bei Erfüllung immer abrechenbar ist, sind die ZE162 und ZE163 (Erhöhter Pflegeaufwand bei pflegebedürftigen Patienten) nur bei bestimmten (im Anhang des DRG-Katalogs genannten) DRG und ab 5 Belegungstagen abrechenbar. Für die Herz-Kreislaufmedizin sind das die DRG: A09B, A11A, A11D, A11E,

A13A, A13B, A13D, A13H, F01A, F01D, F03A, F03C, F03F, F08A, F08B, F08D, F08E, F08F, F12F, F12G, F12H, F12I, F13A, F13C, F14B, F15Z, F17B, F19A, F19C, F21C, F21D, F21E, F24A, F24B, F27B, F27C, F27D, F28A, F28C, F36B, F41B, F42Z, F43C, F48Z, F49B, F49D, F49E, F51A, F51B, F52A, F52B, F56A, F58A, F59A, F59B, F60A, F60B, F61A, F61B, F62C, F63A, F63B, F64Z, F65A, F65B, F66A, F66B, F67B, F69A, F69B, F70B, F71A, F72A, F72B, F73B, F75D.

Ansonsten gibt es insgesamt nur wenige ZEs, die spezifisch für die Kardiologie sind. An bepreisten ZEs wäre das für 2018:

ZE	Bezeichnung	Betrag
ZE101	Medikamente-freisetzende Koronarstents	siehe Anlage 5
ZE133	Perkutan-transluminale Fremdkörperentfernung und Thrombektomie an intrakraniellen Gefäßen unter Verwendung eines Mikrodrahtretriever- oder Stentretriever-Systems	siehe Anlage 5
ZE136	Medikamente-freisetzende Ballons an Koronargefäßen	siehe Anlage 5
ZE152	Perkutan-transluminale Fremdkörperentfernung und Thrombektomie an intrakraniellen Gefäßen unter Verwendung eines Stentretriever-Systems	siehe Anlage 5
ZE158	Vagusnervstimulationssysteme, mit Sondenimplantation	10.599,96 €
ZE159	Vagusnervstimulationssysteme, ohne Sondenimplantation	9.959,81 €

Für 2018 ist die preisliche Differenz (sowohl absolut als auch relativ) eines DE-Ballons zwischen dem ZE136 der Kardiologen und dem ZE 137 der Angiologen weitestgehend angeglichen.

Ansonsten gibt es an unbepreisten ZEs für 2018:

Zusatzentgelt	Bezeichnung
ZE2018-02[4]	Links- und rechtsventrikuläre Herzassistenzsysteme („Kunstherz")

Zusatz-entgelt	Bezeichnung
ZE2018-03[4]	ECMO und PECLA
ZE2018-13[4]	Immunadsorption
ZE2018-22[4]	IABP
ZE2018-62[4]	Mikroaxial-Blutpumpe
ZE2018-107[4]	Medikamente-freisetzende bioresorbierbare Koronarstents

[4] Nach § 5 Abs. 2 Satz 3 sind für diese Zusatzentgelte die bisher krankenhausindividuell vereinbarten Entgelte gemäß § 15 Abs. 2 Satz 3 KHEntgG bis zum Beginn des Wirksamwerdens der neuen Budgetvereinbarung der Höhe nach weiter zu erheben.

29 Änderungen 2018 gegenüber 2017

29.1 ICD

Für 2018 wurde die Kodierung der kardiologischen Diagnosen nur sehr gering verändert:

29.2 Präklinische Reanimation

Patienten, die nach einer Reanimation über den Notarzt in das Krankenhaus aufgenommen werden, unterscheiden sich erheblich bezüglich klinischer Charakteristika, Ressourcenverbrauch und vor allem auch Outcome von denen mit intrahospitaler Reanimation. Somit besteht gleichermaßen aus ökonomischer Sicht wie auch aus Qualitätssicherungsaspekten die Notwendigkeit zur Erfassung. Folglich können die beiden bekannten Schlüssel nunmehr über einen dritten, einen !-Schlüssel, ergänzt werden:

I46.0   Herzstillstand mit erfolgreicher Wiederbelebung
I46.9   Herzstillstand, nicht näher bezeichnet (Herzstillstand ohne erfolgreicher Wiederbelebung)
         Hinw.: Soll das Vorliegen eines Herzstillstandes angegeben werden, der innerhalb von 24 Stunden vor Aufnahme in das Krankenhaus (präklinisch) aufgetreten ist und in unmittelbarem kausalen Zusammenhang mit der aktuellen stationären Behandlung steht, ist eine zusätzliche Schlüsselnummer (U69.13!) zu benutzen.

U69.13!   Herz-Kreislauf-Stillstand vor Aufnahme in das Kran-
           kenhaus Diese Schlüsselnummer ist bei Vorliegen
           eines Herzstillstandes mit erfolgreicher Wiederbele-
           bung (I46.0) oder eines Herzstillstandes ohne erfolg-
           reiche Wiederbelebung (I46.9) anzugeben, wenn der
           Herzstillstand in unmittelbarem kausalen Zusammen-
           hang mit der aktuellen stationären Behandlung steht
           und innerhalb von 24 Stunden vor stationärer Aufnah-
           me außerhalb eines Krankenhauses aufgetreten ist.

29.3 Arterielle Arrosionsblutung

Unter der I77.- (sonstige Krankheiten der Arterien und Arteriolen)
ist die arterielle Arrosionblutung der I77.2 zugeordnet worden:

I77.2   Arterienruptur
           Inkl.: arterielle Arrosionsblutung

29.4 CC-Matrix

Für das Jahr 2018 wurde die CC-Matrix erneut deutlich umgear-
beitet. Es ergibt sich für 2018 folgendes Bild:
- 9 Diagnosen wurden aufgewertet
- 3 Diagnosen wurden je nach Basis-DRG auf- bzw. abgew-
  ertet
- 7 Diagnosen wurden in die CCL-Matrix neu aufgenommen
- 7 Diagnosen wurden global aus der CCL-Matrix gestrichen

Dem gegenüber stehen 780 differenziert abgewertete Diagnosen. Betrachtet man die Anzahl der betroffenen DRG, so ergibt
sich folgendes Bild:
- DRG-spezifische Abwertungen in <3 Basis-DRG erfolgte in
  550 Fällen
- DRG-spezifische Abwertungen in 3 – 9 Basis-DRG erfolgte
  in 50 Fällen

- DRG-spezifische Abwertungen in 10 – 29 Basis-DRG erfolgte in 12 Fällen
- DRG-spezifische Abwertungen in >30 Basis-DRG erfolgte in 168 Fällen

Auf eine detaillierte Darstellung der einzelnen Veränderungen soll in diesem Kodierleitfaden aus Praktikabilitätsgründen vor dem Hintergrund der großen Zahl verzichtet werden.

29.5 OPS

Bei den OPS hat es für 2018 einige Neuerungen gegeben. Im Wesentlichen handelt es sich um Neuaufnahmen und Präzisierungen, jeweils zur besseren Abbildung der technischen Neuerungen.

29.5.1 Operative Valvuloplastie der Aortenklappe

Die herzchirurgischen Eingriffe an der Aortenklappe sind wie folgt differenzierter abbildbar – wobei der erste Schlüssel umbenannt wurde und die beiden anderen neu geschaffen:

5-353.0   Aortenklappen, Raffung
5-353.6   Aortenklappe, Anuloplastik mit Implantat
5-353.7   Aortenklappe, Taschenrekonstruktionoptische Kohärenztomographie (OCT)

29.5.2 Minimalinvasive Operationen der Aortenklappe

Die Schlüssel zur TAVI (TAVR) differenzieren nunmehr danach, ob ein ballon- oder ein selbstexpandierendes Implantat verwandt wurde. Ob daraus eine Vergütungsrelevanz entsteht, bleib abzuwarten:

5-35a.0   Implantation eines Aortenklappenersatzes

5-35a.03 Endovaskulär, mit primär ballonexpandierbarem
          Implantat
5-35a.04 Endovaskulär, mit primär selbstexpandierendem
          Implantat

29.5.3 Minimalinvasive Operationen der Mitralklappe

Der komplette Kode-Bereich für die interventionelle Therapie der Mitralklappe wurde restrukturiert. Dabei wurde die endovaskuläre Mitralklappenannuloplastik (5-35a.2*) gestrichen und in die 5-35a.4* (Mitralklappenrekonstruktion) eingearbeitet:

5-35a.4   Mitralklappenrekonstruktion
5-35a.40 Mitralklappensegelplastik, transarteriell
          Inkl.: Transarterielle ventrikuläre Mitralklappenrekonstruktion
5-35a.41 Mitralklappensegelplastik, transvenös
          Inkl.: Transvenöse Clip-Rekonstruktion der Mitralklappe
          Hinw.: Die Anzahl der Clips ist gesondert zu kodieren (5-35a.6 ff.)
5-35a.42 Mitralklappensegelplastik, transapikal
          Inkl.: Implantation von Neochordae (PTFE)
5-35a.43 Mitralklappenanuloplastik, transarteriell
          Inkl.: Mitralklappenanulorrhaphie mit Naht
5-35a.44 Mitralklappenanuloplastik, transvenös
          Inkl.: Mitralklappenanulorrhaphie mit Band
5-35a.45 Mitralklappenanuloplastik, über den Koronarsinus
          Inkl.: Mitralklappenanulorrhaphie mit Spange
5-35a.4x Sonstige

29.5.4 Implantation und Entfernung eines herzunterstützenden Systems, offen chirurgisch

Die längst überfällige Differenzierung der chirurgischen Kreislaufunterstützungssysteme in Implantationen mittels Sternotomie vs. transapikal ist für 2018 umgesetzt:

5-376.2   Extrakorporale Pumpe (z. B. Kreiselpumpe oder Zentrifugalpumpe), univentrikulär
5-376.21 Implantation, mit Sternotomie
5-376.22 Entfernung, mit Sternotomie
5-376.23 Implantation, transapikal
5-376.24 Entfernung, transapikalImplantation eines Aortenklappenersatzes

29.5.5 Kardiale Kontraktionsmodulation (CCM)

Die Schlüssel zur CCM wurden daran angepasst, ob ein System mit oder ohne Vorhofelektrode verwandt wurde:

5-379.8   Implantation, Wechsel oder Revision eines myokardmodulierenden Systems [CCM]
5-379.80 Implantation oder Wechsel eines Systems mit Vorhofelektrode
5-379.81 Revision eines Systems mit Vorhofelektrode
5-379.82 Implantation oder Wechsel eines Systems ohne Vorhofelektrode
5-379.83 Revision eines Systems ohne Vorhofelektrode

29.5.6 Plastische Rekonstruktion des Myokardes mit myokardialem Verankerungssystem

Ein Schlüssel zur Erfassung der plastischen Rekonstruktion des Myokardes mit myokardialem Verankerungssystem existiert bereits seit einiger Zeit – die 5-374.8. Aus diesem wurde in einen eigenen Schlüssel ausgegliedert, ob es sich dabei um einen Hybrideingriff handelt (neu) oder nicht (alt). Den Autoren ist kein Verfahren bekannt, dass jetzt noch in die 5-374.8 rooted.

5-37a   Minimalinvasive Rekonstruktion des Perikardes und des Herzensv
5-37a.1 Plastische Rekonstruktion des Myokardes mit myokardialem Verankerungssystem, Hybrideingriff
         Exkl.: Plastische Rekonstruktion des Myokardes mit myokardialem Verankerungssystem (5-374.8)
         Hinw.: Die Mini-Thorakotomie ist im Kode enthalten; Unter Hybrideingriff wird in diesem Fall die Kombination von minimalinvasiv chirurgischem und endovaskulärem Eingriff verstanden

29.5.7 Konservierung bei Herztransplantation

Die zuvor bestehende Möglichkeit, in der 5-375 (Herz- und Herz-Lungen-Transplantation) anzugeben, ob eine normotherm/pulsatile Organkonservation erfolgte, wurde gestrichen und dafür in der 5-939 angesiedelt:

5-939   Art der Konservierung von Organtransplantaten
         Hinw.: Die jeweilige Organtransplantation ist gesondert zu kodieren
         Eine Organkonservierung kann normotherm oder hypotherm erfolgen. Eine Ex-vivo-Perfusion kann pulsatil oder nicht pulsatil angewendet werden
5-939.0 Organkonservierung, ohne Anwendung einer Ex-vivo-Perfusion
5-939.1 Organkonservierung, mit Anwendung einer kontinuierlichen Ex-vivo-Perfusion und ohne Organfunktionsüberwachung
5-939.2 Organkonservierung, mit Anwendung einer kontinuierlichen Ex-vivo-Perfusion und mit Organfunktionsüberwachung
5-939.x Sonstige

29.5.8 Ablative Maßnahmen bei Herzrhythmusstörungen

Die Schlüsselgruppe 8-835 (Ablative Maßnahmen bei Herzrhythmusstörungen) ist deutlich restrukturiert worden. Im Einzelnen kam es zu folgenden Änderungen:

Für die konventionelle Radiofrequenzablation (8-835.2*) wurde die MESH-Ablation (Drahtgeflecht) ausgegliedert:

8-835.2   Konventionelle Radiofrequenzablationv
           Hinw.: Die Verwendung eines Drahtgeflechtkatheters (MESH-Radiofrequenzablation) ist gesondert zu kodieren (8-835.9)

Folgende Verfahren wurden von einem eigenständigen Schlüssel in einen Zusatzkode überführt:

8-835.8   Anwendung dreidimensionaler, elektroanatomischer Mappingverfahren
           Inkl.: CARTO-System, EnSite Array, EnSite NavX, EPLogix, Rhythmia
           Hinw.: Dieser Kode ist ein Zusatzkode. Er ist nur anzugeben, wenn bei einem der unter 8-835.2 ff. bis 8-835.4 ff., 8-835.a oder 8-835.b aufgeführten Verfahren die Ablation mit Hilfe dreidimensionaler, elektroanatomischer Mappingverfahren durchgeführt wurde
8-835.9   Verwendung eines Drahtgeflechtkatheters
           Hinw.: Dieser Kode ist ein Zusatzkode. Er ist nur anzugeben, wenn die konventionelle Radiofrequenzablation (8-835.2 ff.) mit Hilfe eines Drahtgeflechtkatheters (MESHRadiofrequenzablation) durchgeführt wurde
8-835.e   Anwendung einer endovaskulären endoskopischen Steuerung
           Hinw.: Dieser Kode ist ein Zusatzkode. Er ist nur anzugeben, wenn die Laserablation (8-835.4 ff.) mit Hilfe einer endovaskulären endoskopischen Steuerung durchgeführt wurde

8-835.g Anwendung rotordetektierender, elektroanatomischer Mappingverfahren
Inkl.: Focal Impulse and Rotor Modulation [FIRM]
Hinw.: Dieser Kode ist ein Zusatzkode. Er ist nur anzugeben, wenn bei einem der unter 8-835.2 ff. bis 8-835.4 ff., 8-835.a oder 8-835.b aufgeführten Verfahren die Ablation mit Hilfe rotordetektierender, elektroanatomischer Mappingverfahren durchgeführt wurde. Die Anwendung dreidimensionaler, elektroanatomischer Mappingverfahren ist gesondert zu kodieren (8-835.8)

8-835.h Messung des Anpressdruckes
Hinw.: Dieser Kode ist ein Zusatzkode. Er ist nur anzugeben, wenn bei einem der unter 8-835.2 ff. bis 8-835.4 ff., 8-835.a oder 8-835.b aufgeführten Verfahren die Ablation mit Messung des Anpressdruckes durchgeführt wurde.

8-835.j Anwendung hochauflösender, multipolarer, dreidimensionaler, elektroanatomischer Kontaktmappingverfahren
Inkl.: IntellaMap Orion, PentaRay, Ensite HD Grid
Hinw.: Dieser Kode ist ein Zusatzkode. Er ist nur anzugeben, wenn bei einem der unter 8-835.2 ff. bis 8-835.4 ff., 8-835.a oder 8-835.b aufgeführten Verfahren die Ablation mit Hilfe hochauflösender, multipolarer, dreidimensionaler, elektroanatomischer Kontaktmappingverfahren durchgeführt wurde Hochauflösende, multipolare, dreidimensionale, elektroanatomische Kontaktmappingverfahren ermöglichen die Erfassung von mindestens 1.000 Mapping-Punkten pro untersuchter Herzhöhle

29.5.9 Blade-Angioplastie (Scoring- oder Cutting-balloon)

Sowohl für den kardiologischen, wie auch für den angiologischen Schlüssel wurde folgender Hinweis aufgenommen:

Hinw.: Die Art und die Anzahl der verwendeten medikamentefreisetzenden Ballons sind gesondert zu kodieren (8-83b.b ff.)

Wir vermuten, dass es sich um einen Fehler handelt, da Cutting Ballons nicht systematisch mit medikamentenfreisetzenden Ballons kombiniert werden müssen.

29.5.10 Perkutane Einführung eines Antiembolie-Schirmes

Für die venösen Antiembolie-Systeme kann ab 2018 differenziert werden, ob diese integriert sind oder nicht:

8-839.1 Perkutane Einführung eines Antiembolie-Schirmes

8-839.10 Antiembolie-Schirm, nicht integriert in zentralen Venenkatheter
Inkl.: Perkutane Einführung eines Vena-cava-Filters

8-839.11 Antiembolie-Schirm, integriert in zentralen Venenkatheter
Inkl.: Perkutane Einführung eines rückholbaren Vena-cava-inferior-Filters

29.5.11 Rekanalisation eines Koronargefäßes unter Verwendung spezieller Techniken

Für die Wiedereröffnung chronischer Verschlüsse an den Koronarien kann ab 2018 erfasst werden, ob die retrograde Sondierung über Kollateralen mit oder ohne Kollateralen erfolgt ist:

8-839.9 Rekanalisation eines Koronargefäßes unter Verwendung spezieller Techniken

8-839.92 Mit retrograder Sondierung über die Kollateralgefäße, ohne Externalisation

8-839.93 Mit retrograder Sondierung über die Kollateralgefäße, mit Externalisation
Hinw.: Mit diesem Kode ist die Externalisation (Herausführen auf der kontralateralen Seite) eines retrograden Drahtes bei Zugang über die Kollateralgefäße zu kodieren

29.5.12 Bioresorbierbare Stents

Für die Art der verwendeten bioresorbierbaren Stents gibt es nunmehr die Möglichkeit, zwischen Polymer-basierten und metallischen Stents zu unterscheiden:

8-83b.m   Art der verwendeten bioresorbierbaren Stents
8-83b.m0 Polymer-basiert
8-83b.m1 Metallisch
8-83b.mx Sonstige

Konsequenterweise gibt es in der 8-83d.0 (Einlegen eines medikamentenfreisetzenden bioresorbierbaren Stents) und der 8-843 ((Perkutan-)transluminale Implantation von bioresorbierbaren Stents) den entsprechenden Hinweistext.

29.5.13 Intensivmedizinische Komplexbehandlung

Für die Mindestmerkmale der Basisprozedur wurde klargestellt, was unter „...ständige ärztliche Anwesenheit auf der Intensivstation muss gewährleistet sein..." zu verstehen ist. Wörtlich heißt es: „Der Arzt der Intensivstation kann zu einem kurzfristigen Notfalleinsatz innerhalb des Krankenhauses (z. B. Reanimation) hinzugezogen werden."

29.5.14 Aufwendige intensivmedizinische Komplexbehandlung

Anders als für die „normale" intensivmedizinische Komplexbehandlung sind die Anforderungen für die „aufwendige intensivmedizinische Komplexbehandlung" deutlich höher:

- Ein Facharzt mit der Zusatzweiterbildung „Intensivmedizin" (die Behandlungsleitung oder ein anderer Facharzt mit der Zusatzweiterbildung „Intensivmedizin") muss werktags (Montag bis Freitag) zwischen 8 und 18 Uhr mindestens 7 Stunden auf der Intensivstation anwesend sein.

- Außerhalb dieser Anwesenheitszeit muss ein Facharzt mit der Zusatzweiterbildung „Intensivmedizin" innerhalb von 30 Minuten am Patienten verfügbar sein
- Ein Facharzt mit der Zusatzweiterbildung „Intensivmedizin" (die Behandlungsleitung oder ein anderer Facharzt mit der Zusatzweiterbildung „Intensivmedizin") muss täglich mindestens eine Visite durchführen

Auch die notwendigen Verfügbarkeiten wurden angepasst. Für das eigene Haus gilt nunmehr:
- nicht mehr obligat vorgehalten werden müssen:
  - Radiologische Diagnostik mittels CT, DSA oder MRT
  - Interventionelle Kardiologie mit Akut-PTCA
- neu obligat vorgehalten werden müssen:
  - Kontinuierliche und intermittierende Nierenersatzverfahren
  - Endoskopie des Gastrointestinaltraktes und des Tracheobronchialsystems
  - Intrakranielle Druckmessung oder Hybrid-Operationssaal für kardiovaskuläre Eingriffe
  - Transösophageale Echokardiographie
- umgekehrt wurden aus der Liste „Vorhaltung von 3 der 4 Verfahren" gestrichen:
  - Intrakranielle Druckmessung
  - Transösophageale Echokardiographie
  - Mikrobiologische Diagnostik
- wohingegen in die Liste „Vorhaltung von 3 der 4 Verfahren" aufgenommen wurden:
  - Radiologische Diagnostik mittels CT und MRT
  - Interventionelle Kardiologie mit Akut-PTCA
  - Interventionelle (Neuro)radiologie mit akuter endovaskulärer Therapie von Gefäß- und
  - Organverletzungen und/oder zerebralen Gefäßverschlüssen
  - Laborleistungen

Zu guter Letzt wurde die Innere Medizin aus der Liste der „konsiliarisch in 30min verfügbaren Fachdisziplinen" gestrichen, die nunmehr noch 8 Fachgebiete umfasst.

29.6 Deutsche Kodierrichtlinien 2018

Die Veränderungen der DKR waren 2018 insgesamt sehr moderat. In den Allgemeinen Kodierrichtlinien kam es im Wesentlichen zu Anpassungen der Beispiele an die Veränderungen im ICD-10 bzw. OPS-Bereich. Für die speziellen Kodierrichtlinien ergaben sich im Wesentlichen ebenfalls nur Anpassungen der Beispiele an die Veränderungen im ICD-10 bzw. OPS-Bereich.

Da somit die Änderungen kaum Auswirkungen im weitesten Sinne haben, werden sie hier nur aufgelistet:

mit direktem Bezug zur Kardiologie

P005k   Multiple Prozeduren/Prozeduren, unterschieden auf der Basis von Größe, Zeit oder Anzahl/Bilaterale Prozeduren

Anpassung von Beispiel 1 an die geänderte Formulierung bei dem OPS-Kode 8-837.k0 Perkutan-transluminale Gefäßintervention an Herz und Koronargefäßen, Einlegen eines nicht medikamenten-freisetzenden Stents, ein Stent in eine Koronararterie.

D012i   Mehrfachkodierung

Aufnahme der neu in die ICD-10-GM aufgenommenen Diagnose U69.13! für den Herz-Kreislauf-Stillstand vor Aufnahme in das Krankenhaus in die Tabelle 2.

ohne direkten Bezug zur Kardiologie

Es ergaben sich Änderungen in:

D002f   Hauptdiagnose
D010a   Kombinations-Schlüsselnummern
P003q   Hinweise und formale Vereinbarungen für die Benutzung des OPS
P017q   Klinische Obduktion bzw. Obduktion zur Qualitätssicherung
0103f   Bakteriämie, Sepsis, SIRS und Neutropenie
0215q   Lymphom

29.7 AOP

Da 2017 umfangreiche Umbauten im EBM erfolgten, ist die Veröffentlichung der AOP-Kataloge 2018 nicht vor Ende Januar geplant. Das liegt daran, dass diese Kataloge ja u. a. auch die Zuordnung(en) von OPS auf EBM enthalten. Daher kann für 2018 an dieser Stelle keine Darstellung erfolgen.

30 Verbringungen

Die Definition einer Verbringung kann in den Allgemeinen Bedingungen der Krankenhausbehandlung (Landesvertrag nach § 112 Abs. 2 Satz 1 Nr. 1 SGB V) in den Bundesländern unterschiedlich definiert sein.

Im Landesvertrag 2006 von Baden-Württemberg wurde z. B. die Verbringung beispielsweise festgelegt:

Zitat: *§ 7 Verweisung, Verbringung und Verlegung*

(1) ...

(2) Eine Verlegung liegt nicht vor, wenn der Patient während des stationären Aufenthaltes zur Mitbehandlung in ein anderes Krankenhaus verbracht wird und er an demselben Tag wieder in ersteres zurückkehrt (Verbringung). Bei der Verbringung verbleibt der Patient weiterhin in der verantwortlichen Zuständigkeit des ersteren Krankenhauses.

Es gibt also weder eine gesetzliche Grundlage einer „24-Stunden-Regel", noch kann eine Verbringung vorliegen, wenn z. B. weitreichende therapeutische Überlegungen im zweiten Krankenhaus stattfinden, ohne dass das erste Krankenhaus einen Einfluss darauf hatte.

Zur Kodierung von Verbringungsfällen ist jedoch bundesweit in der DKR P016 eindeutig festgelegt, dass die verbringende Klinik die durchgeführten Prozeduren zu verschlüsseln hat, schließlich rechnet sie ja auch die Leistung gegenüber der Krankenkasse ab [DKR P016].

31   Ambulantes Operieren

Gemäß § 115b SGB V sind die Kliniken verpflichtet, die im AOP-Katalog aufgelisteten Leistungen ambulant durchzuführen. Man unterscheidet dabei Eingriffe, die „in der Regel ambulant" und Eingriffe, die entweder ambulant oder stationär durchgeführt werden können. „In der Regel ambulante" Eingriffe können dann stationär durchgeführt werden, wenn Kriterien der allgemeinen Tatbestände gem. § 3 Abs. 3 des Vertrages nach § 115b Abs. 1 SGB V vorliegen.

Um einen reibungslosen Ablauf im Krankenhaus zu gewährleisten, ist es unumgänglich, dass die aufnehmenden Ärzte um die Bedeutung des AOP-Kataloges wissen, und für das jeweilige Haus die wichtigsten AOP-Prozeduren kennen. Nur so kann bereits bei der Aufnahme entschieden werden, ob ein Patient stationär oder ambulant geführt wird. Die Gründe für diese Entscheidung müssen auch in jedem Fall schriftlich in der Akte dokumentiert sein, da ansonsten die Gefahr eines negativen MDK-Gutachtens zur primären Fehlbelegung extrem hoch ist.

Für das Jahr 2017 gab es in diesem Bereich keine Änderungen.

31.1 AOP-Fall wird stationär aufgenommen

Entwickelt sich im Rahmen eines ambulanten OPs eine Komplikation, die die stationäre Aufnahme des Patienten nach sich zieht, so ist die ursprüngliche Diagnose des AOP-Falles auch die Hauptdiagnose des stationären Falles. Die Komplikation wird dann nur zur Nebendiagnose [MDK 2, So-001].

31.2 AOP-Systematik

Der Katalog ambulant durchführbarer Operationen und sonstiger stationsersetzender Eingriffe gem. § 115b SGB V gliedert sich aus Gründen der Übersichtlichkeit und der EBM-Systematik in drei Abschnitte. Während Abschnitt 1 die OPS-Schlüssel auflistet, deren entsprechende EBM-Nummern im Anhang 2 zu Kapitel 31 des EBM-Kataloges zu finden sind, wird im Abschnitt 2 eine direkte Zuordnung zwischen OPS-Schüssel und EBM-Nummer dargestellt. Abschnitt 3 enthält keine typischen kardiologischen Eingriffe und wird darum hier nicht abgebildet.

Um notwendige Kommentare bei differenzierter Kategorie-bewertung im Katalog zu erleichtern, wurden neue Kategorien mit den Ziffern „1" und „2" gewählt. Dabei entspricht die Ziffer „1" den ursprünglich mit einen Sternchen „*" gekennzeichneten Leistungen, die in der Regel ambulant erbracht werden können. Leistungen, die mit der Ziffer „2" gekennzeichnet sind, können sowohl ambulant als auch stationär erbracht werden.

31.3 AOP-Kataloge

Wie oben erwähnt, erfolgten 2017 umfangreiche Umbauten im EBM. Dadurch ist die Veröffentlichung der AOP-Kataloge 2018 nicht vor Ende Januar geplant. Als Referenz seien hier die AOP-Kataloge 2017 aufgeführt. Wir bitten jedoch darum, sich bei den einschlägigen Quellen (s. Linksammlung weiter hinten im Buch) ggf. genauer kundig zu machen.

Abschnitt 1: Maßnahmen aus Anhang 2 zu Kapitel 31 des EBM			
OPS	(¹)	OPS-Text	(²)
5-377.1		Implantation eines Herzschrittmachers, Defibrillators und Ereignis-Rekorders: Schrittmacher, Einkammersystem	2

Abschnitt 1: Maßnahmen aus Anhang 2 zu Kapitel 31 des EBM			
OPS	(¹)	OPS-Text	(²)
5-377.2		Implantation eines Herzschrittmachers, Defibrillators und Ereignis-Rekorders: Schrittmacher, Zweikammersystem, mit einer Schrittmachersonde	2
5-377.30		Implantation eines Herzschrittmachers, Defibrillators und Ereignis-Rekorders: Schrittmacher, Zweikammersystem, mit zwei Schrittmachersonden: Ohne antitachykarde Stimulation	2
5-378.01		Entfernung, Wechsel und Korrektur eines Herzschrittmachers und Defibrillators: Aggregatentfernung: Schrittmacher, Einkammersystem	1
5-378.02		Entfernung, Wechsel und Korrektur eines Herzschrittmachers und Defibrillators: Aggregatentfernung: Schrittmacher, Zweikammersystem	1
5-378.18		Entfernung, Wechsel und Korrektur eines Herzschrittmachers und Defibrillators: Sondenentfernung: Schrittmacher	2
5-378.31		Entfernung, Wechsel und Korrektur eines Herzschrittmachers und Defibrillators: Sondenkorrektur: Schrittmacher, Einkammersystem	2
5-378.32		Entfernung, Wechsel und Korrektur eines Herzschrittmachers und Defibrillators: Sondenkorrektur: Schrittmacher, Zweikammersystem	2
5-378.41		Entfernung, Wechsel und Korrektur eines Herzschrittmachers und Defibrillators: Lagekorrektur des Aggregats: Schrittmacher, Einkammersystem	1
5-378.42		Entfernung, Wechsel und Korrektur eines Herzschrittmachers und Defibrillators: Lagekorrektur des Aggregats: Schrittmacher, Zweikammersystem	1

Abschnitt 1:
Maßnahmen aus Anhang 2 zu Kapitel 31 des EBM

OPS	(¹)	OPS-Text	(²)
5-378.51		Entfernung, Wechsel und Korrektur eines Herzschrittmachers und Defibrillators: Aggregatwechsel (ohne Änderung der Sonde): Schrittmacher, Einkammersystem	1
5-378.52		Entfernung, Wechsel und Korrektur eines Herzschrittmachers und Defibrillators: Aggregatwechsel (ohne Änderung der Sonde): Schrittmacher, Zweikammersystem	1
5-378.61		Entfernung, Wechsel und Korrektur eines Herzschrittmachers und Defibrillators: Aggregat- und Sondenwechsel: Schrittmacher, Einkammersystem	2
5-378.62		Entfernung, Wechsel und Korrektur eines Herzschrittmachers und Defibrillators: Aggregat- und Sondenwechsel: Schrittmacher, Zweikammersystem	2
5-378.71		Entfernung, Wechsel und Korrektur eines Herzschrittmachers und Defibrillators: Sondenwechsel: Schrittmacher, Einkammersystem	2
5-378.72		Entfernung, Wechsel und Korrektur eines Herzschrittmachers und Defibrillators: Sondenwechsel: Schrittmacher, Zweikammersystem	2
5-378.81		Entfernung, Wechsel und Korrektur eines Herzschrittmachers und Defibrillators: Kupplungskorrektur: Schrittmacher, Einkammersystem	1
5-378.82		Entfernung, Wechsel und Korrektur eines Herzschrittmachers und Defibrillators: Kupplungskorrektur: Schrittmacher, Zweikammersystem	1
5-378.b0		Entfernung, Wechsel und Korrektur eines Herzschrittmachers und Defibrillators: Systemumstellung Herzschrittmacher auf Herzschrittmacher oder Defibrillator: Herzschrittmacher, Einkammersystem auf Herzschrittmacher, Zweikammersystem	2

Abschnitt 1:
Maßnahmen aus Anhang 2 zu Kapitel 31 des EBM

OPS	(¹)	OPS-Text	(²)
5-378.b3		Entfernung, Wechsel und Korrektur eines Herzschrittmachers und Defibrillators: Systemumstellung Herzschrittmacher auf Herzschrittmacher oder Defibrillator: Herzschrittmacher, Zweikammersystem auf Herzschrittmacher, Einkammersystem	2

Abschnitt 2:
Maßnahmen außerhalb Anhang 2 zu Kapitel 31 des EBM

OPS	(¹)	OPS-Text	EBM-Nr. (³)	EBM-Leistung	(²)
1-275.0		Transarterielle Linksherz-Katheteruntersuchung: Koronarangiographie ohne weitere Maßnahmen	34291	Herzkatheteruntersuchung mit Koronarangiographie	2
1-275.1		Transarterielle Linksherz-Katheteruntersuchung: Koronarangiographie und Druckmessung im linken Ventrikel	34291	Herzkatheteruntersuchung mit Koronarangiographie	2
1-275.2		Transarterielle Linksherz-Katheteruntersuchung: Koronarangiographie, Druckmessung und Ventrikulographie im linken Ventrikel	34291	Herzkatheteruntersuchung mit Koronarangiographie	2

Abschnitt 2:
Maßnahmen außerhalb Anhang 2 zu Kapitel 31 des EBM

OPS	([1])	OPS-Text	EBM-Nr. ([3])	EBM-Leistung	([2])
1-275.3		Transarterielle Linksherz-Katheteruntersuchung: Koronarangiographie, Druckmessung und Ventrikulographie im linken Ventrikel, Druckmessung in der Aorta und Aortenbogendarstellung	34291	Herzkatheteruntersuchung mit Koronarangiographie	2
1-275.4		Transarterielle Linksherz-Katheteruntersuchung: Koronarangiographie, Druckmessung in der Aorta und Aortenbogendarstellung	34291	Herzkatheteruntersuchung mit Koronarangiographie	2
1-275.5		Transarterielle Linksherz-Katheteruntersuchung: Koronarangiographie von Bypassgefäßen	34291	Herzkatheteruntersuchung mit Koronarangiographie	2
3-602		Arteriographie des Aortenbogens	34283 + 34285	Serienangiographie + Zuschlag	2
3-603		Arteriographie der thorakalen Gefäße	34283 + 34285	Serienangiographie + Zuschlag	2
3-604		Arteriographie der Gefäße des Abdomens	34283 + 34285	Serienangiographie + Zuschlag	2

Abschnitt 2:
Maßnahmen außerhalb Anhang 2 zu Kapitel 31 des EBM

OPS	(¹)	OPS-Text	EBM-Nr. (³)	EBM-Leistung	(²)
3-605		Arteriographie der Gefäße des Beckens	34283 + 34285	Serienangiographie + Zuschlag	2
3-606	↔	Arteriographie der Gefäße der oberen Extremitäten	34283 + 34285	Serienangiographie + Zuschlag	2
3-607	↔	Arteriographie der Gefäße der unteren Extremitäten	34283 + 34285	Serienangiographie + Zuschlag	2
3-608		Superselektive Arteriographie	34283 + 34284 oder 34283 + 34285	Serienangiographie + Zuschläge	2

(¹) Bei OPS-Kodes, die mit einem Pfeil (↔) gekennzeichnet sind, handelt es sich um Prozedurenkodes, die im offiziellen OPS Version 2016 eine Seitenangabe vorsehen. Im Katalog ambulantes Operieren bedeutet der Pfeil, dass es sich hier grundsätzlich um einseitige Eingriffe handelt. Beidseitige Eingriffe können zu diesen Kodes nur dann von Krankenhäusern im Rahmen des Vertrages nach § 115b SGB V erfolgen, wenn diese Leistungen in der Vergangenheit bereits üblicher Weise von den Krankenhäusern ambulant erbracht und abgerechnet wurden. Die abschließende Definition beidseitiger Eingriffe, mit Kategoriezuordnung, die in den Katalog ambulantes Operieren aufgenommen werden sollen, wird bei der nächsten Überarbeitung erfolgen. Bei OPS-Kodes mit den im Katalog aufgeführten Zusatzkennzeichen R für rechts, L für links oder B für beidseits können einseitige oder beidseitige Eingriffe im Rahmen des Vertrages nach § 115b SGB V erbracht werden. Abrechnungsgrundlage sind die Regelungen des EBM.

(²) Leistungen, die in der Regel ambulant erbracht werden können sind mit der Ziffer „1" gekennzeichnet. Leistungen, bei denen sowohl eine ambulante, als auch eine stationäre Durchführung möglich ist, sind mit der Ziffer „2" gekennzeichnet. Bei Vorliegen bzw. Erfüllung der Kriterien der allgemeinen Tatbestände gem. § 3 Abs. 3 des Vertrages nach § 115b Abs. 1 SGB V kann bei Leistungen mit der Ziffer „1" jedoch eine stationäre Durchführung dieser Eingriffe erforderlich sein. Zu einigen OPS-Kodes existiert eine z.B. nach Alter oder Diagnose differenzierte Zuordnung der Kategorie, die den entsprechenden Kategoriefeldern im Einzelnen zu entnehmen ist.

[3] In Einzelfällen ist eine eindeutige Zuordnung eines OPS-Kodes zu einer EBM-Leistung aus fachlichen Gründen nicht möglich. In diesen Fällen wurde der OPS-Kode zweimal in den Katalog aufgenommen mit jeweils unterschiedlicher EBM-Zuordnung. In anderen Fällen wurden mehrere EBM-Leistungen einem OPS-Kode zugeordnet. Dies erfolgte dann, wenn die Abrechnung mehrerer EBM-Leistungen bei diesem OPS-Kode obligat ist.

32 Link-Sammlung

Diese Liste kann als Hilfe bei weiteren Recherchen über das DRG-System dienen:

InEK GmbH: deutsches „DRG-Institut", Fallpauschalen-Katalog, Definitionshandbücher, Deutsche Kodierrichtlinien (DKR)	www.g-drg.de
Bundesministerium für Gesundheit: Gesetzestexte, Verordnungen	www.bmg.bund.de
Überleitungstabellen, Gesetzestexte, Landes- und Krankenhaus-Basisfallwerte, uvm.	www.aok-gesundheitspartner.de
Webseite der Deutschen Gesellschaft für Medizincontrolling e. V. (DGfM).	www.medizincontroller.de
Kodierempfehlungen des Fachausschusses für ordnungsgemäße Kodierung und Abrechnung (FoKA) der DGfM.	foka.medizincontroller.de
Webseite der Deutschen Gesellschaft für Kardiologie-, Herz- und Kreislaufforschung e. V. (DGK)	www.dgk.org
Medizinischer Dienst der Krankenversicherung (MDK): SEG-4 Kodierempfehlungen	www.mdk.de

Stichwortverzeichnis

DRG kodieren Schritt für Schritt

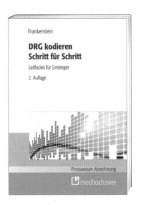

Frankenstein

DRG kodieren Schritt für Schritt

2. Auflage 2015. 76 Seiten. € 24,99.
Softcover. ISBN 978-3-86216-213-0

Auch als eBook erhältlich unter:
www.medhochzwei-verlag.de

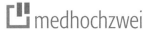

Dieses Buch wendet sich an alle, die sich mit der Kodierung von DRG beschäftigen müssen, aber keine oder nur wenige Vorkenntnisse haben. Es bietet eine sehr fundierte Basis für das Zuordnen von Diagnosen, Kodes und DRGs und hilft, die Grundlagen der praktischen Kodiertätigkeit besser zu verstehen. Es ist eine erste, einfache Anleitung, um die vor einem liegende Krankenakte sinnvoll in Kodes umzuwandeln und daraus eine weitestgehend richtige DRG zu machen. Entstanden ist dieses Buch im Rahmen praktischer Lehrtätigkeit in DRG-Anfängerkursen. Es setzt mit seinen Erläuterungen bewusst an der Basis des Themas Kodierung an, um hier eine solide Grundlage zu schaffen. Das Buch richtet sich an Einsteiger und führt praxisorientiert und mit viel Hilfestellung an die komplexe Thematik heran. Die gesetzlichen und bürokratischen Aspekte des DRG-Systems werden dabei soweit angesprochen, wie sie für diese ersten, praktischen Kodierschritte relevant sind.

Bestellung unter: **www.medhochzwei-verlag.de**

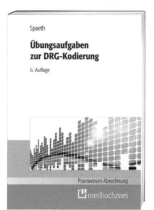
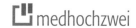